藍學堂

學習・奇趣・輕鬆讀

關於長期照顧，三十、四十、五十歲最該關心的9件事

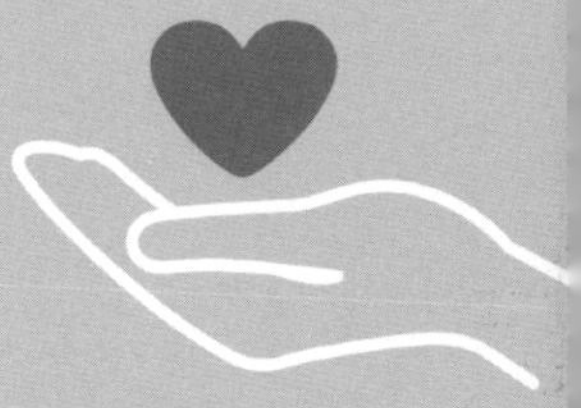

給三十歲的你：
八個理由告訴你長照有多重要。

給四十歲的你：
萬一長輩倒下，如何挑選長照機構？

給五十歲的你：
如何聰明買長照險、沒買也能自救的絕招。

關心三個世代，
長期照顧的關鍵資訊、案例、判讀，盡在九件事中。

商業周刊——著

推薦序

人生最後一本旅行指南

沈政男

旅行是許多人年輕時的興趣，也是退休後最想從事的活動之一，或觀看名勝古蹟增廣見聞，或造訪名山大澤洗滌心靈，有趣又有意義。然而，隨著青春一天天消逝，當年老體衰的日子到來，走不動了，看不清了，甚至腦袋不靈光，連自己的家都認不出來了，這個時候還能夠旅行嗎？

當然可以，而且必須，因爲不管你年輕時或退休後玩過多少地方，接下來這段旅程是你從來不曾體驗，而且不管你喜不喜歡、願不願意，都得要硬著頭皮踏上的未知路途，那就是失去獨立生活能力以後，必須仰賴他人供給食衣住行等日常所需的長照之路。

醫學再怎麼進步，人終須一老，不是這樣老就是那樣老，而老了以後生病，如果沒有馬上死掉，就會需要別人照顧。台灣人平均在死前失能七年，而如果失智，病程平均更長達十年，所以叫長期照顧。

跟團旅行有導遊，自助旅行則需靠旅遊手冊；名叫長照的人生最後一段旅程不可能有導遊，但有沒有旅遊手冊可看，避免走冤枉路或浪費錢？答案是肯定的，《商業周刊》出版的這本《關於長期照顧，三十、四十、五十歲最該關心的九件事》，就是一本陪伴所有人踏上長照之路的旅行指南。

長照議題這些年蔚爲熱門話題，網路與媒體三天兩頭就有人討論，但即使如此，偏見與迷思還是充塞各處，比如「長照只有少數老人家需要、年輕人用不到」，就是最離譜的錯誤觀念。長照跟醫療不一樣，生病了須找醫生看病，但失智失能以後，家人可以照顧，於是長照重擔經常落在不離不棄的老伴、慈烏反哺的孝子、含怨照顧的媳婦，與不忍出嫁的女兒肩頭，如果沒有夠好的長照資源給予協助，這些家屬很容易心力交瘁，比老人家垮得更早更快。

所以說長照是高齡社會人人必須面對的課題，照顧好一位失智失能老人家，等於解救了一家老小，讓其他人也能好好過日子。本書的貢獻之一，就是鼓勵青壯年讀者關注長照議題，並開始做準備，以免家中長輩失智失能以後措手不及。

長照常見的第二個迷思，就是「我還年輕、不用擔心失智失能需長照！」的確，失智失能者絕大部分是老人家，但醫學研究顯示，從年輕就開始注重身心保養，可有效減少失智失能的發生。當紅議題「成功老化」，講的就是這件事。成功老化有三個要領：減少疾病與失能、維持體能與腦力的高功能狀態、自主掌握生活並積極參與社會。這幾個面向在本書裡都有觸及，可說兼顧了長照的預防層面。

長照依照顧地點來分，有居家、社區與機構三種，分別適合輕、中、重度的失智失能老人家使用。老人家都希望在家終老，因此居家與社區照顧是長照的發展重點，然而有少數老人家很難照顧，必須住到全天候的專門單位，所以說機構照顧也是長照不可或缺的一環。這是基本的長照概念，竟有政治人物不懂，以為機構照顧就是把老人家隔離起來，或許他該讀讀這本

《關於長期照顧，三十、四十、五十歲最該關心的九件事》。本書不只說明三種長照方式，連怎麼選擇機構都給予清楚建議。

長照是國民集體大孝，照顧失智失能老人家是全體國民的責任，這是台灣必須發展全民長照保險的理由，可惜新政府尚不能認同，將要採行稅收制長照。稅收制長照所徵集的財源將只有全民長照保險的三分之一，無法應付幾十萬失智失能人口所需。本書因此花了許多篇幅介紹商業長照保險，包括許多人聞所未聞的「類長照險」，以彌補未來公家長照之不足。其實即使未來施行全民長照保險，也只能滿足基本所需，如果要得到比較高檔的長照服務，或許商業長照保險是一個可以考慮的管道。

欣見《商業周刊》出版這麼好的一本長照入門書，特此為文推薦。每一個人都會老，照顧老人家就是照顧未來的自己，希望讀者們看了這本書以後，一起來關心台灣的長照體系。

（本文作者為衛福部草屯療養院老年精神科醫師）

推薦序

台灣社會安全的一塊重要拼圖

蔡誾誾

人的一生中，生、老、病、死是無可避免的課題，其中又以面對老化所衍生的議題最多元且複雜，而失能失智則是無法預料且難解的生命風險。適逢去年中，立法院三讀通過長照服務法的立法，使得社會高齡化、長照服務需求、長照制度等的討論，就像滾雪球般的攻占各類媒體。

此時，《商業周刊》出版本書，我佩服他們有先見之明，而有機會先睹為快，更是讓我驚豔，本書特色有三，一是直接的十問，言簡意賅快答，讓大家馬上搞懂最近夯到火紅的長照爭論。

二是以三十、四十、五十，三個不同世代的觀點與需求，提出在老化的生命過程，可能面臨的失能失智風險，有系統的整理現有的照護資源，應及早預防失能失智風險發生，提供重要的對策與方法。

三是建議一旦個人或家人有失能失智的長照需求時，要用精要的「靜、問、思、議」四字口訣，逐步尋求家庭的支持能量及社會的協助網絡。

本書的另一項重要價值，是以實際案例說明，並擬出尋求長照資源過程中會出現的問題，例如：怎麼知道需要長照幫忙的程度、如何找適合的居家、社區或二十四小時收住式服務資源、需要的費用及政府有沒有補助措施等等，藉此提升民眾了解及運用長照資源的能力。

日本以「黃金世代」尊稱高齡長輩，台灣也以「銀髮族」稱之，基於尊老的社會價值，台日在發展長照體系的歷程中，均始於期望提供給有長照需求的高齡長輩友善且有尊嚴的照護生活，發展迄今，就像書中提及，我們也發現失能失智並非高齡者專利，非高齡者一旦遭遇失能失智的風險，對家庭可能造成更大的衝擊。是以建置普及化的長照體系，是台灣社會安全制度的一塊重要拼圖，惟長照服務法甫立法通過，法規施行可能引發的改變及磨合，爭議難免，若能透過正向與理性的溝通與對談，發展可長可久的長照體系，也是台灣之福。

《商業周刊》出版本書，具有連結長照使用者、服務者、民間團體及政府政策的意義，提供了長照體系發展的正向推力，應是媒體發揮正面社會影響力的開始，而且是很棒的開始。

（本文作者爲衛生福利部護理及健康照護司副司長）

| 目　錄 |

Part 3

五十歲要會自救

編者序

別以為年輕不用想，有天我們都會老

二〇一五年五月十五日，「《長期照顧服務法》終於在立法院三讀過關，自公布二年後施行。近百萬家庭因此受惠……。」

二〇一六年五月新政府執政後，新總統蔡英文明確表示，「將以指定稅收加上公務預算，籌措每年三百至四百億元資金，投入長照服務。」並將設置長期照顧推動小組，跨部門整合相關資源、推動政策。

推動長照成爲重點政策，政府單位動起來，長照的財源籌措、未來發展更成爲注目焦點。

越是深入了解「長期照顧」這個議題，心中就會越是充滿感觸。私下問了幾位親友，意外發現長期照顧這個「潛需求」，其實大家只是沒有說出口。畢竟這是家事，除非是熟朋友，沒人會把這事掛在嘴上；其次，已經「長期」在「照顧」家裡父母的人，往往焦頭爛額，一講起來「天就黑一邊」。

有個朋友，因父親中風臥病在床十餘年。她跟姊姊都很早就出社會打工、上班，分擔家計，讓媽媽能夠安心照顧父親，讓弟弟可以好好念書。父親第一次中風那年，她還二十歲不到；父親走的那年，她才三十三歲。

朋友的媽媽就這樣無怨無悔的照顧另一半，二十四小時、全年無休。儘管請了外籍看護工，因為扛不動臥床的朋友爸爸，總是由朋友媽媽代勞，照顧之周到，臥病多年連褥瘡都沒有。其中辛酸，很難與外人道。

聽別人的故事，還是覺得反正自己年輕，離長期照顧很遠嗎？想想，父母會老啊，我們也是。就像故事中的朋友，她今年不過三十七歲，卻提早體驗了許多人沒有想過的「長期照顧」經歷，遇上了，就只能面對，何況在當年什麼保險、政府資源都沒有，就是只能靠自己家人的力量互相支持。

在本書中，許多站在長期照顧第一線的專家與醫師，提供三十、四十、五十歲三個不同世代，該怎麼關心長照議題的新角度；之所以這樣歸類，是因爲就像買保險的概念一樣，在人生不同階段預先做好不同的身心準備，等到有一天，不管是家人或自己，遇上長照的需求，也就不難面對了。

提醒三十歲的你，別以爲還年輕，不妨透過「時間銀行」當志工預存自己的長照老本；而透過「遠距醫療」，可以從雲端關心父母的健康管理。

至於四十歲的你，擔心年邁長輩萬一倒下，其實不少政府資源能幫上忙；從「居家服務／喘息服務」、到「社區托顧」，還有如何尋找「長照機構」，也都一一詳述。

已經五十歲的你，要爲退休提早準備，除了一般社會保險外，保險公司推出的「長期照顧險」該如何挑選？被歸爲類長照的「殘扶險」、「特定傷病險」又有何區別？如果眞的預算不足，也有「舊保單活化」可以運用，讓你也可以透過商業保險補足缺口。

關於長期照顧，我們整理出三個世代最該關心的這九件事，這可不是危言聳聽，也不是悲慘世界；但，別以爲年輕不用想，有天我們都會老。

十個快問快答，搞懂長期照顧

新任總統蔡英文將於二〇一六年五月上任，對於長期照顧政策採取支持態度，但是，對於長期照顧的財源與馬英九政府時期有所不同，舊政府擬以長期照顧保險支應長期照顧每年約一千一百億元支出，但蔡英文認爲長期照顧應爲福利政策的一環，應透過遺產稅、房地合一稅等稅收及公務預算來支應，因此，已送入立法院審議的《長期照顧保險法》（簡稱長保法）充滿變數，值得關注。

然而，《長期照顧服務法》（簡稱長照法）經立法院三讀通過後，最快將於二〇一七年上路，但不少民衆還是對長照法感覺陌生，以下十個問答，讓你十分鐘搞懂長照法內容。

1 什麼是長期照顧？

簡單來說，就是爲失能的長輩及身心功能障礙者，提供「長期性」醫療、保健、護理、生活、個人與社會支持之照護，以改善、維持或恢復他們的正常生活。

2 立法院三讀通過的「長照法」是什麼？

長照法分爲「長期照顧服務法」和「長期照顧保險法」，而且比照全民健保，長照保險是出生後便強制納保。

長照計畫中所涵蓋的服務項目，是以「協助日常生活」、「身體照顧服務」爲主。所以，這裡的「照顧服務」包括：居家照顧服務、日間照顧、家庭托顧。與此同時，爲了維持或改善服務對象的身心功能，也同時將居家護理、社區及居家復健都納入。

另外爲增進失能者在家中自主活動能力，還提供輔具購買租借及居家無障礙環境改善服務，並以喘息服務來支持家庭照顧者（見表一）。

3 誰用得上？

之前，長照服務對象只限六十五歲以上老人、五十五歲以上山地原住民、五十歲以上的身心障礙者，且只有工具性日常生活活動功能（IADLs）失能的獨居者。但日後依長照服務法，只要評估失能達六個月以上者，不論年齡，皆可接受長照服務。

4 還有什麼影響？

需要外籍看護工的民眾除了可「自行聘雇」外，也可以向長照機構請求

表一　長期照顧服務法與長期照顧保險法內容

	長期照顧服務法	長期照顧保險法
通過時間	2015年5月15日立法院三讀通過	2015年6月4日行政院草案通過
預計正式實施日期	2017年	最快2018年（因朝野立委意見不同，法案能否通過，仍有變數）
法案重點	整合長照機構及人員，並且促進品質、周全長照服務網絡	確立長照服務財源，以及提供照顧需求者（失能者）與家庭照顧者支持的給付內容
財源 VS. 費用	長照服務發展基金財源： 1.政府分5年擴充編列至少120億元長照發展基金 2.由政府預算撥充 3.菸品健康福利捐 4.捐贈收入 5.基金孳息收入（基金額度及來源在本法施行2年後檢討） 6.其他收入（公益彩券等）	提供服務： 經評估有長照需求，即可獲得保險給付。長照保險將失能分為4級，重度失能且須全日住宿服務者，每月將可獲21,300元的服務，若請人居家服務，每小時可給付237元 費用： 全民強制納保，分為6類，開辦第1年至第3年保險費率1.19%，雇主負擔4成、個人3成、政府3成。受雇勞工平均月繳140元，最高650元；有高額獎金、利息、兼職等6項收入者，另繳0.48%補充保費（註）

註：舉例試算，若以月薪新台幣3萬元估算，每個月繳納保費108元，月薪5萬元，每個月保費1080元，約健保保費五分之一。

服務。而機構不但要負責其服務品質，外籍監護工如果請假或休息，長照機構也必須派人替補。

5 長照十年計畫還有什麼內容？

行政院自二〇〇七年四月三日，就已核定「我國長期照顧十年計畫：大溫暖社會福利套案之旗艦計畫」，共分三階段來逐步及建置。第一階段是「長期照顧十年計畫」，從二〇〇八年開始推動，是建構長照制度及長期照顧網絡的前驅性計畫。至於第二及第三階段，則分別是「長照服務網計畫」（長期照顧服務法）（已於二〇一五年五月十五日通過）與二〇一五年六月四日經行政院院會通過，送交立法院審議的「長期照顧保險法」草案（見表二）。由於新國會民進黨立委席次占多數，行政院版「長期照顧保險法」能否通過，仍在未定之天。

表二 長期照顧十年計畫與兩法內容

	長期照顧十年計畫	長期照顧服務法	長期照顧保險法
服務項目	（8項服務） 1.照顧服務 2.居家護理 3.社區及居家復健 4.輔具購買、租借及居家無障礙環境改善服務 5.老人營養餐飲服務（限低收入戶、中低收入戶失能老人） 6.喘息服務 7.交通接送服務 8.長期照顧機構服務（限低收入戶且重度失能者）	（延續8項服務） 1.長照服務網 2.人力訓練、登錄 3.機構設立、評鑑管理 4.服務內容：居家、社區、機構 5.接受長照服務者權益保障	（13+1項服務） 1.身體照顧服務 2.日常生活照顧及家事服務 3.安全看視服務 4.護理服務 5.自我照顧能力或復健訓練服務 6.輔具服務（以租賃為主，購買為輔） 7.居家無障礙空間規劃或修繕服務 8.交通接送服務 9.喘息服務 10.照顧訓練服務 11.照顧諮詢服務 12.關懷訪視服務 13.照顧者現金給付 14.其他經主管機關公告之服務（膳食非屬照顧風險，長照保險不給付）
經費來源	公務預算	公務預算、 設置長照基金	社會保險、 保險人分擔
財務規模	40億元	5年編列120億元	1100億元

資料來源：衛生福利部護理及健康照護司副司長蔡誾誾

6 長照法何時正式上路？

「長期照顧服務法」已於二〇一五年五月十五日經立法院通過，預計二〇一七年可正式實施。而爲配合長照服務上路的「長期照顧保險法」草案，行政院已在二〇一五年六月四日通過，並將送立法院審議。若依行政部門規畫，立法院若能在本會期完成立法，經過二年準備，最快可望推出。但由於朝野立委對於長期照顧的財源來自於保險或是稅收及公務預算，仍存在相當大的歧異，在民進黨政府占國會多數席次下，現行規畫的「長期照顧保險法」充滿變數。

7 長照經費來自於保險費或是稅收，各有哪些優缺點？

稅收制按高、低所得分配負擔，符合公平正義，缺點則是擔心政府未編足預算，導致長照美意打折。保險制由全民分擔，財源穩定，也較符合公平原則。但全民納保，就像全民健保一樣，繳保費的人未必有需求，恐出現

「假性需求」，造成給付申請快速增加，財務陷入危機。

8 長服法與長保法都會編列資金，這些錢是給誰用的？

「長期照顧服務法」的資金來源爲長照服務發展基金，負責長照的基礎建設、培訓人力與均衡城鄉發展；至於長期照顧保險法的資金，才是實際用在身心失能者身上。

9 每個月要繳多少錢？

依行政院草案，長照保險費率爲薪資所得的一．一九％，以每月收入三萬元的民衆推估，每月保費是一〇八元；假設月收入是五萬元，每月則約繳納一八〇元的保險費。衛福部指出，民衆每月平均保費約一四〇元，所得最高一級的民衆每月須繳納近六五〇元；至於偏遠地區居民，則可減免自行負擔費用。

10 在未實施長照法前，民眾何時可以申請十年長照補助？該向哪些單位申請？

為提供失能、失智長者便利的長照整合性服務依據，目前推動之長期照顧十年計畫，失智症長者已納入長照服務，失智長者凡經一般失能之基本日常生活活動能力（ADL）或臨床失智評估量表（CDR）評估，有長照服務需求者，即可獲得包括居家護理、居家（社區）復健、喘息服務、日間照顧等長照服務；而經評估非長照服務需求者，則協助連結或轉介其他社會資源，若需申請長照服務可就近洽詢當地長期照顧管理中心或以市話撥打長照專線四一二—八〇八〇、手機撥打〇二—四一二—八〇八〇

Part 1

三十歲預做準備

人的身體狀況在二十五歲時到達顛峰，並開始逐漸走下坡。三十歲的你，首先，要培養對老年人身體退化能力的警覺性，在日常生活中觀察父母身體狀況是否已經開始退化，體力是否大不如前，並為父母和自己的老化預做準備，三十歲階段，你得學會兩件事。

引言

三十歲的你，別以為用不上

八個理由告訴你了解長照有多重要

老，是每個人都會面臨的人生重要議題，但關於「老」，我們知道的不多，準備的太少。

根據中華民國家庭照顧者關懷總會二〇一四年所做的調查顯示，有超過九成受訪者認同未來可能面臨長期照顧需求，其中七成五不會主動搜尋長照資訊，而有高達六成受訪者認為自己不需要、也不做任何準備。當想像未來自己可能需要接受長期照顧時，「錢」是最令人傷腦筋的，有六成的受訪者擔心金錢的花費。

根據行政院衛生福利部推估，現在國人一生平均長期照顧需求時間爲七．三年。若以家有一人失能，每月至少花四萬元費用估算，少說也要準備超過新台幣三百五十萬元的預備金。

從以上種種數據來觀察，顯見國人對長期照顧需求的輕忽，對於這個不管是有年邁雙親、或是將來也會步入老年的自己，「爲父母預備，就是爲『將來的自己』預備」，「長期照顧」的認知與準備，都應該從此刻開始。

台灣人口高齡化，對於長期照顧的需求日益迫切，千萬別以爲年紀輕距離「長期照顧」還很遠，事實上，任何年齡的國人都可能因失能而有長照之需要。根據行政院衛生福利部統計，二〇二〇年失能人口將達一百萬人，關於長照，有你不可不知的八大理由，也有你一定要關心的九件事。不管你現在是三十或五十歲，老，是不可迴避的議題，病，也是遲早的事情，了解長照，及早因應，做好準備，比光「窮擔心」要勝過千百倍。

對於三十歲的你，有八個理由要了解長照：

理由一：人口急速老化，扶老比大幅攀升

台灣人口老化的速度，遠高於美英德法，也超過鄰近的韓國和中國，成為國際間少數老化最快的國家之一。人口急速老化，加上每年的人口出生率節節下降，讓扶老比例（註一）節節攀升，根據行政院人口會報統計，台灣二〇一六年「扶老比」將升至十八％，首度超過「扶幼比」。預估到二〇六〇年，我國每十人中有四人是六十五歲以上老人，其中兩人年齡更超過八十歲。

另外，根據國家發展委員會的推估報告，二〇一八年台灣的老人人口將超過一四％，成為「高齡社會」，至二〇二五年，六十五歲以上人口數將達四七二．五萬人，占總人口數的比率更達二〇％，平均每三．四名青壯年人口，將負責扶養一位老人，台灣將成為「超高齡社會」。

沉重的老年負擔，不僅僅帶來家庭的壓力，多數的年輕人可能面臨「照顧父母」及「工作賺錢」兩難的窘境，也成為拖垮國家財政的沉重負擔。

理由二：年齡越大，失能失智問題日益嚴重

根據學理觀察，人類的體能自二十五歲達到高峰之後，就逐漸走下坡。加上醫學發達，人類壽命增長，「人生七十古來稀」已成為歷史，在體能衰退、壽命延長的情況下，意味著處於病痛，需要人家照顧的時間將拉長，甚至到最後階段將進入長期臥床、失能及失智的狀態。

而年長女性的失能問題，恐怕更甚於男性。例如，經濟合作暨發展組織（OECD）對於長期照顧政策的研究也發現：在其會員國中，六十五歲至

註一：所謂扶養比（PSR），指的是每一百個工作年齡人口（十五至六十四歲人口）所需負擔依賴人口（即十四歲以下幼年人口及六十五歲以上老年人口）之比率，亦稱為依賴人口指數。而扶養比又可分為扶幼比（十四歲以下幼年人口占十五至六十四歲人口之比重）及扶老比（六十五歲以上老年人口占十五至六十四歲人口之比重）。將扶幼比加上扶老比，就是所謂的「扶養比」，其中扶養比率越高，表示每位有生產力的成年人所需扶養的無生產力年齡人口越多，負擔也就越重。

七十九歲的女性受益人（指接受長期照顧的人）比率，高出男性三三％。而在八十歲以上的人口群中差距更大，女性高出男性一．五倍。

以台灣而言，二〇一五年失能人口為七十五萬五千人，預計二〇三一年將快速增加至一百二十萬人，全人口失能率從二〇一四年的三．二％攀升至二〇三一年的五．三％。

理由三：一旦需要長期照顧，平均時間約七．三年

一般泛指的老人可以細分為六十五歲至七十五歲的「年輕老人」、七十五歲至八十五歲的「中老人」以及八十五歲以上的「老老人」。而多數中老人至少都有輕度或中度失能狀況。

衛福部引用二〇〇四年世界衛生組織（WHO）的推估資料顯示，人類長期照顧之潛在需求為七年至九年。依據國人的平均壽命以及疾病形態等變

數進行推估，國人一生中的長期照顧需求時段約為七．三年。其中，男性平均需要長期照顧的時間為六．四年，女性則為八．二年。

值得重視的是，目前歐美日國家六十五歲以上人口罹患失智症者占了五%至一〇%，台灣則為一．九%至四．四%，估計到二〇三一年台灣盛行率將會達到七．五%至八．五%，屆時台灣地區失智症人口將達三八．八萬至四四萬人。另一項衛福部的統計也顯示，預估台灣六十五歲以上人口，到了二〇二〇年時，二十人中將有一人罹患失智症，而失智症之所以如此值得重視，在於失智症發生率是隨年齡增加而上升的，也因此當人口平均壽命逐漸增加，失智症人口也將大幅提高。而失智症的病程平均為八至十年，亦即自診斷出失智症直到患者死亡，期間平均有八至十年，遠高於其他病症，在這段漫長的過程中，需要花費在患者身上的人力物力，不可計數。也成為長照必須重視的重要議題。

理由四：失能後須有人照顧，花費成為不可承受之重

失能失智者除了因爲無法自力完成部分日常生活活動，需要有人輔助、幫忙與照顧外，相關費用的開銷也不少。根據內政部二〇一一年統計顯示，身心障礙者平均每月照顧費用是二一二一九元（輕度是二〇六二七元、極重度是二二八一〇元）。

但從身心障礙者家庭每月平均開支來看，多數家庭每月開支平均四萬元以下就可以解決；但植物人、失智症、自閉症、多重障礙、罕見疾病與其他障礙，至少要四萬至六萬元。其中，植物人的家庭開支起碼要六萬元以上。這筆沉重的財務負擔，對於收入合計不及十萬元的小康雙薪家庭而言，是一筆不小的開支。

家有失能者，花費知多少？

社團法人新北市身心障礙者福利促進協會總幹事涂心寧表示，一般失能

後照顧的相關費用，大約有以下幾種：

1 醫療相關的花費。

2 陪同失能或失智者就醫的交通費用（復康巴士費用，雖然只要一般計程車資的一半，但一來需要提早申請，二來就算提早申請，也不見得申請得到）。

3 輔具。

4 耗材：例如口罩、手套、尿布、棉花棒等。

5 供餐：例如管灌食者，或是高血壓、糖尿病患者，都需要特殊的營養飲食。

如果不採居家式照顧服務，涂心寧表示，日間照顧中心的每月收費約是一萬六千二百元至一萬八千元不等，而機構式的收費則更貴。

根據台南奇美醫院復健部主治醫師黃景燦表示，養護機構收費差異很大的原因，主要與「南北差異」、「等級差異」與「當事人失能嚴重程度」密切相關。

依黃景燦醫師在南部聽到的價格，若是日常生活仍能自理的病人，一個比較合理照顧品質中等的安養機構價格大約是三萬（但不包含紙尿褲、輔具等）。六萬元差不多可以在南部住到五星級的養護機構單人房了。另外若是有管路如鼻胃管、尿管、甚至氣切，那當然費用就會一項一項再加上去，每一項大概會多五千元到一萬元。

目前，坊間養護機構在大台北地區的收費，大約是每月二萬七千元至三萬五千元左右，也許有上下約一〇％的價差；其中，中、南部或東部收費，還會低上約一〇％至一五％。

至於護理之家的收費約在二萬八千元至四萬五千元間，且會因服務的內容及參與服務的人員比較多樣化且困難度較高，而有收費上的差異，價差與養護機構因地區性，或服務內容不同而有價格上的區別（見表一）。

黃景燦坦言，若是失能狀態，想要有「五星級」的照護品質，可能一個月要準備到六萬元；若是中等、大多數人能接受的照護品質，他認爲，三萬至四萬元應該是一個合理價。

表一　失能時，食、醫、住、行與照顧相關費用

	相關費用	補助金額（以台北市為例）
食	失能老人可能因牙口功能較差，或無法吞嚥，其飲食需特別調配，或補充額外營養品（註1）	一般戶300元／次，交通費另計
醫	**居家護理**：護理協助如一般傷口護理、更換鼻胃管、氣切內外管、導尿管 **居家復健服務**：針對物理或職能評估及計畫擬定 **居家醫師**：針對失能者身體評估、提供就醫或轉診建議 **居家藥師**：針對長者用藥發生副作用或服用不同藥物，給予衛教資訊 **居家語言**：針對長者有吞嚥訓練困難，高恢復潛力給予評估及計畫擬定 **居家呼吸服務**：針對長者有呼吸問題需求，包含呼吸系統整體性評估、管路換置、胸腔物理治療及各項照護指導呼吸器設備指導（註2）	居家護理、居家呼吸服務：一般戶390元／次 居家復健服務、居家醫師、居家藥師、居家語言：一般戶390元／次（註3）
住	居家無障礙環境空間改善與失能者生活輔助器具，皆因長者失能程度而有差異 養護機構：大台北地區約每月27,000元至35,000元，價差約上下10%；中、南部或東部收費，還會低上約10%至15% 護理之家：約28,000元至45,000元間	依「一般」與「特殊」資格，以及「家庭總收入狀況」補助
行	就醫等交通接送：針對長者須去醫院就醫協助	每月補助8趟，每趟補助上限為95元
照顧	居家服務：一般戶60元／小時，依據長者失能程度補助的時數有差異 聘用外籍看護：每月約30,000元左右 日間照顧：每月約16,000元至18,000元左右	外籍看護無任何補助，其餘則依身分不同而定

註1：如額外需要居家營養師到家服務（協助營養評估、飲食設計與製作指導及處理其他消化吸收問題）等。

註2：不包括陪伴就醫者的費用。

註3：交通費均另計。

資料來源：台北市衛生局、社團法人新北市身心障礙者福利促進協會總幹事涂心寧、台南奇美醫院復健部主治醫師黃景燦

理由五：照顧人手嚴重短缺，外籍看護緩不濟急

根據衛生福利部對立法院的報告指出，目前社區中失能人口約六十五萬一二九人，其中六六%主要是由家屬自行照顧。且照顧者主要是「兒女（五六%）」，其次則是「配偶（三四%）」。在「少子化」趨勢之下，未來失能的父母，又如何能從兒女之處，獲得所需的照顧人手？

更重要的是，國內長期仰賴外籍看護的印尼與菲律賓，都已先後追隨越南的腳步，決定停止輸出外傭。而衛生福利部草屯療養院精神科醫生沈政男指出，現階段長期看護仰賴大量外籍看護工，衍生五大問題，包括：

一、語言不通，難以溝通。

二、文化不通，不了解老人。

三、外籍看護工逃跑、虐待受照顧者事件。

四、照顧者與受照顧者整天關在環境惡劣的房間中，身心受到很大的磨難。

五、外籍看護互相影響，偷懶、怠惰等情事層出不窮。

以上種種，都讓一向被認爲最簡單解決問題的外籍看護問題浮上檯面，因此，現行外籍看護工已納入長照多元服務範圍，以利統合管理照顧人力。

理由六：失能，不再只是老年人專利

很多人以爲失能大多發生在高齡族群，但根據衛福部的統計資料顯示，到二〇一五年第一季爲止，領有身心障礙手冊者，共一一四・一萬人。而身心障礙者中，最大宗的除了六十五歲以上的族群（三八・三％）外，四十五歲至六十四歲的中壯年失能人口占比也有三六・三％的比率，顯示需要照顧人口只有老人。年輕如你，也有可能成爲其中一員。

此外，要強調的是，除了失智、失能需要長期照顧外，包括癌症、糖尿病、高血壓等常見慢性疾病，萬一病情沒有獲得控制，也可能成爲將來長期看護的「高危險」族群。

理由七：在危機來臨之前，預先做好因應措施

在二〇一四年中華民國家庭照顧者關懷總會所做的「長期照護大調查」中，三十歲至三十九歲的受訪者裡，有高達九六・七％同意長期照顧爲人生必經之事；其中，僅有二二・三％表示會主動搜尋長期照顧資訊，在各年齡層中排名爲倒數第二，僅次於六十歲至六十五歲族群。在長期照顧知識需求方面，僅三四・九％認爲有此需求，在各年齡層中排名倒數第一。顯見年輕族群對於長期照顧的輕忽，以及對長期照顧認知及準備行爲上的落差。

而身心障礙者對政府所提供的各項經濟補助，以及減免措施中，知道並已利用的比率，以身心障礙者生活補助費（四五・六四％）、社會保險費補助（四四・四九％），以及醫療費用補助（四二・一三％）爲最多。除了領

取各項經濟補助及減免外，還有領取政府其他補助者只有三四．一九％。其中又以領取國民年金、老年基本保證年金、老年農民福利津貼，以及低收入戶家庭生活補助者最多。

政府各項福利措施與長期照顧資源，一定要仔細研究，充分應用，可以上網搜尋，或向中央及地方政府相關單位洽詢，及早了解準備，以免措手不及，徒增煩惱。

理由八：自助人助，先從自己做起

生老病死是人生必經之路，隨著年齡增長、體力漸衰、慢性病上身，被長期照護已可預見。國內目前有近四十六萬的失智、失能老人，但僅有二萬多名的本國居服員，即使加上有二十二萬的外籍看護工，人員仍嚴重不足。在此情況下，必須自助，並擴展至助人。可以趁年輕時，透過「時間銀行」

累積志工時數，以便將來自己或家人可以換取陪伴或看護時數。

同時，應建立「自力支援」的觀念，善用各項行動輔具或復健課程，積極讓自己從失能中重新站起。也可以透過日常生活的認知訓練，如寫字、畫畫，延緩機能性退化的時間。

及早因應，不致淪為下流老人

八大理由讓長照成爲需要迫切瞭解及重視的問題，接下來，不想成爲日本學者藤田孝典在《下流老人：一億人老後崩壞の衝擊》（下流老人：總計一億人老後崩壞的衝擊）一書中，描寫老本不夠、收入不足、生病也沒人照顧的「下流老人」，就要從現在起，從預做準備、善用政府資源、做好保險自救等三大方向，共九件事徹頭徹尾了解透澈，避免掉入「老、窮、病」的泥淖中。

不管距離六十五歲退休還有多少時日，隨著年齡慢慢增長，我們要從加法人生轉變爲減法人生，力行簡樸的生活，將不必要的物品整理回收，不僅將居住空間空出來，清心寡慾，也讓自己的「心」保留一份清淨，這是準備步入老年階段時的心靈環保。

「時間銀行」與「遠距照顧」都是「先儲隔夜糧」、「防微杜漸」的做法，趁年輕時，利用餘暇擔任志工，透過交換機制，以志工時數交換所需的陪伴或照顧時間；遠距照顧則是利用網路科技無遠弗屆的力量，針對慢性疾病患者，全天候監測生理數據，累積龐大數據之後，可作爲預測或及早因應疾病的根據。

因應高齡化時代來臨，政府包括居家服務、社區托顧、長照機構等社會資源可資運用，避免照顧者累趴，要善用政府提供的各項喘息服務資源，除了聘請外籍看護工之外，你可享有更省錢、更省力的做法，本書也一一爲你剖析。

政府提供的各項長照資源僅僅是「基本服務」，要享有更好的照顧，商業保險絕不可輕忽，包括殘扶險、特定傷病險、長期照顧險都有其優點與限制，了解不同的保單需求與條款，對症聰明投保，會讓自己與家人的照顧風險得以轉嫁，由保險給付來減輕財務的壓力。

假如沒有長照保險，或是保險不足又沒錢買，難道就要坐以待斃？事實上，除了替代保單外，社會保險、儲蓄及親友支援均可解燃眉之急。當然，如果真有困難，也能考慮舊保單活化，可將壽險保單轉為年金險、健康險等，換取老年時的醫療，或生活上的資金需求。

第1件事

關心時間銀行

健康時當志工儲存時數，老了再提領

高齡人口持續不斷增加，根據經濟部經建會推估二〇一六年後扶老比將超越扶幼比，換算成照顧與被照顧比例，在二〇一〇年平均每六・六位工作人口照顧一位老人，推估到二〇六〇年將降爲每一・二位工作人口照顧一位老人。

在高齡化及少子化的雙重壓力下，人口快速老化的大海嘯難以避免，要有效減輕龐大照顧負擔，在年輕時儲存志工時數，等年老再提領的「時間銀行」，成爲助人自助最佳途徑，就像儲蓄概念一樣，就是將健康時做照顧志工的時間存在「銀行」，等需要時再來領取。讓施與的志工們先提供「利他」服務，未來在自己需要時，又可以將這些「時數」換取一定的服務來「利己」。

年輕時儲存志工時數，老來不怕沒人幫忙

「受了訓之後才知道以前照顧母親的方式是錯誤的」，參加新北市政府「高齡照顧存本專案」的佈老志工于自強表示，他母親晚年時心臟病、高血壓及糖尿病都有，必須插鼻胃管、打胰島素，他們兩夫妻都自己來，非常辛苦。參加了新北市勞工局規畫辦理的十八小時居家服務訓練之後，不僅學到了正確的照顧方法，以後兩夫妻可以互相照顧，更可以幫助其他需要的老人與家庭。

六十歲的姜宜淑說，擔任佈老志工是為彌補「沒能照顧自己的老人家的

遺憾」，她不僅積極學習居家照護，還曾到仁愛之家、安養院擔任志工。「老人家要的是多些關懷、多些陪伴。」姜宜淑擔任佈老志工服務的累積時數，都將儲存在志工銀行，將來她或其他親人有需要時，可以一比一兌換佈老志工的陪伴服務，或者是三比一兌換專業的居家照顧服務。

新北市社會局局長張錦麗指出，高齡化的照顧議題不該由家庭單獨承受，而應該由政府、社會與家庭共同努力，以歐美爲例，每年利用超過四〇％的高稅收來提供各項老人福利，還入不敷出，透過社會志工支持的力量，讓生病、獨居老人能夠不需要遠離家鄉異地照護，落實在地老化、健康老化及活躍老化的目標。

從二〇一三年十月開辦以來，現階段新北市初步受訓完成近三千位佈老志工與世代志工後，已陸續投入照顧獨居長者的行列。透過這樣的運作，一方面可讓健康老人，藉由世代志工帶動健康促進活動而更健康；而健康不佳的老人，則可由專業照顧服務員或佈老志工提供包括陪伴散步、運動、購物、送餐和簡易文書處理等五項簡易居家服務，使家庭主要照顧者減緩壓力，得以喘息。

沈政男表示，根據臨床的觀察，一位失智失能高齡者，需要的照顧人力高達四到五倍，換言之，一位老人倒下了，需要五位家人來照顧，沒有長照或志工的支援，一家子都會跟著受苦。

除了地方政府外，民間的弘道老人福利基金會，也有延伸自同樣時間銀行概念的「互助連線服務」，有心參與的志工可以就在自己住家附近當志工，獲得互助券，讓遠方的父母也能透過當地志工獲得服務。

當三小時志工，換取三小時服務

招募對象

- 佈老志工（個人）或世代志工（學校、企業及團體）

服務內容

- 陪伴散步、運動、購物、送餐及文書服務等五項

核心目的

- 減輕家庭照顧壓力、建立共助、互助
- 爲自己及親友儲存照顧資源
- 志工服務時數永續存取

專業訓練

- 佈老志工主要提供居家服務，學員必須先受十八小時的專業訓練及八小時實習服務，課程包括與長輩相處的溝通技巧、老人常見疾病的了解及緊急狀況時的處理方法等

兌換方式

- 每三小時佈老志工時數，未來可享有三小時的簡易佈老志工服務時數；或是換成一小時的居家服務時數

服務對象

- 六十五歲以上新北市市民，日間獨居、輕度失能及經評估有陪伴需求者

時間銀行可以幫你遛狗、換燈泡

「時間銀行Time Bank」概念是由美國艾德加．卡恩（Edgar Cahn）教授於一九八〇年在英國所提出，當時他四十四歲，因心臟病猝發時受到他人照護，體認互助的重要性，於是開始推動人際互助、友愛價值。病癒後他回到倫敦政經學院學習經濟學，研究出「時間貨幣」。面對新的交換時代，艾德加為「時間貨幣」下了新定義：「時間貨幣是金錢經濟和社區經濟的橋樑」。

之後，時間銀行概念擴至全球；全世界有超過一千個以上的「時間銀行」組織。時間銀行提供一個機制，用來建立或實施社群互助合作。其意義相當簡單明瞭，這種概念是用自己的勞務或專長、興趣，來協助他人。當人們提供協助服務時，可以將服務時間記錄儲存。當生活中遇有發生困難，產生問題需要他人協助時，就可將儲存的服務時間提領出來，接受其他人協助服務。這是一種交換服務的社群互助合作方式。

例如，你在年輕時累積的志工時數，可以作爲自己或父母親年邁時所需的服務，換句話說，當你七、八十歲無法外出遛狗，甚至於換燈泡或買報紙時，家人又不在身旁協助，可以透過時間銀行的概念，提領出固定時間，請人協助處理。

台灣步入高齡化的社會是不可逆轉的趨勢，但是社會可以不是暮氣沉沉，老人可以不全然是依賴人口或是被照顧者，老人也可以被引導積極的參與社會服務，重新建立生命的價值與尊嚴，讓老人可以精彩自信過生活，而非整天擁抱孤寂與病痛。

第2件事

關心遠距照顧

二十四小時雲端監控，在家就能管理健康

一位台大醫院某分院的病人，是個患有先天性心臟病的懷孕媽媽。她在生產後，就使用遠距照顧中心的雲端監控設備，在家接受照顧。一到二週後，突然開始喘不過氣來，在傳送心電圖等生理參數給遠距照顧中心後，台大醫院總院的個案管理師立即與總院及分院心臟科醫師討論，由於心律不整明顯，醫療團隊擔心原本先天性心臟病惡化，立即要她到該分院急診就醫。

經過分院心臟內外科醫師的診察及討論，覺得病況緊急，即時爲病人開刀、妥善處置，拯救了這位媽媽的生命……。

免跑醫院，就有相同照顧

以往我們覺得看病，就是去「看醫生」，跟醫生面對面；但是拜科技所賜，現在不用天天跑醫院，也可以獲得相同的照顧。不管是擔心家人身體狀況，或本身就是慢性病需要照顧的對象，透過遠距照顧，就像是個駐家的二十四小時看護，隨時待命爲你做好健康管理。

遠距照顧就是透過遠距離的通訊、網路，傳送相關的生理狀況數據回到醫院，由專業醫護檢視判斷，來達到照顧目的。簡單來說，就是在長者的身上戴上智慧手環、手錶、手機等穿戴式裝置，透過行動裝置或網路即時上傳監測到的數據到雲端平台，監測的項目可以包括一般的心電圖、脈搏、血壓、血氧含量、體重等，或是睡眠中的睡眠深度、呼吸中止、睡眠姿勢；行動中的運動姿勢、熱量消耗；對於老年人而言，還有定位功能，可防止失智走失，並可迅速定位尋回等等功能。

也就是說，不管是慢性病患者、老年疾病等，都不太需要天天上醫院，在家裡就可以通過數據的監測了解身體及疾病狀況，透過遠距照顧，藉由數據的分析與判讀，由專業醫療團隊提供最佳的健康醫療諮詢建議。

現階段除了台大醫院外，台北振興、馬偕、北醫、長庚醫院、秀傳、彰基、花蓮門諾與高雄的高醫，也都設有遠距醫療照顧中心。除了醫療院所外，包括養生村、保全公司、電信業者，甚至於是建設公司所推出的「智慧宅」，都有提供類似概念的服務。但其中最大的差別，在於量測、上傳資料是否「即時」，以及即時監控與回饋者，是否為專業的醫護團隊。以台大醫院遠距照顧中心為例，已進入第四代遠距照顧，提供即時檢視及後送與聯絡醫療團隊等服務（見表二）。

表二　第四代遠距照顧提供24小時即時檢視與提供後送與聯絡醫療團隊服務

	資料傳輸	檢視生理參數與分析	長期照顧保險法
第一代	非同步	醫護人員無法即時檢視上傳之生理參數	無
第二代	同步	醫護人員僅上班時間內即時檢視上傳之生理參數	無
第三代	同步	24小時均有醫護人員即時檢視上傳之生理參數	僅告知病友生理參數異常
第四代	同步	24小時均有醫護人員即時檢視上傳之生理參數	提供後送處理與聯絡醫療團隊。目前包括台北振興、馬偕、北醫、長庚醫院、秀傳、彰基、花蓮門諾與高雄的高醫，也都設有遠距醫療照顧中心

註：每家醫院提供遠距照顧內容不盡相同，此為台大醫院遠距照顧中心服務內容。

資料來源：台大醫院遠距照護中心

即時監控，根據數據做處置

另就馬偕醫院遠距照顧中心而言，分為糖尿病、高血壓遠距照顧、心臟病遠距照顧及婦科癌症遠距照顧，遠距照顧中心主席，也是心臟科資深主治醫師洪崇烈就表示，與以往以「醫院為中心」的醫病關係已經改變，透過遠距醫療，將有效整合門診醫師、護理師、營養師、藥師等專業團隊人員，提供以病人為中心的照顧服務，以個人化智慧健康管理來做遠距健康照顧的服務。

遠距健康照顧最大的貢獻是即時監控，可根據數據做緊急處置，例如，急性腦中風病人的搶救時間為黃金三小時，若能以視訊方式進行緊急處置，便可減少疾病所造成的傷害。或是全天候監控慢性病的數據表現，如血糖的變化，若血糖居高不下，就能建議胰島素的注射用量，或是用藥量的調整等；或是血壓忽高忽低，可以提醒病患特別留意等。遠距照顧可說有「緩解重症於輕症之初」的功用，也有助於減輕健保醫療資源的支出。

對於家中有慢性病患者或年紀大的長者而言，最怕的是未按時檢查與定期服藥，造成病況加重或產生併發症，以糖尿病患者而言，血糖一旦控制不好，就會破壞神經與血管，造成眼睛、腎臟及神經病變，嚴重者還要截肢，造成長期照護的壓力，不得不慎。透過遠距照護，天天檢測血糖時，資訊同步上傳至雲端系統，由醫療團隊隨時監測血糖情況，一發現數據異常，即採取通報或聯絡醫療團隊，及早發現、及早處置，避免憾事發生。

遠距照顧全天候看護內容

服務對象

- 健康人士自覺身體健康，但期望更健康者
- 健康人士自覺不適，想要回到原先健康狀態者
- 糖尿病、高血壓、高血脂與高風險併發心血管疾病者
- 心血管疾病患者（昏厥、心律不整、狹心症、心肌梗塞、心臟衰

竭、心臟移植、中風、經心導管或開心手術等）

- 國外長期居留之心血管疾病患者
- 腎臟病患者、開刀後病患、老年人

服務項目

- 遠距生理量測、遠距持續性照顧、遠距即時門診、緊急護理諮詢、健康報告書

收費標準

- 月費最高約二千元（遠距生命徵象監控照顧費）

儀器租金

- 包括心電圖、血壓、血氧與血糖監控

每月總金額

- 不超過四千元，每天不到一五〇元

無論是時間銀行，或是遠距照顧，都應該在身體仍健壯，或是有輕微的

慢性病徵出現的時候就要及早進行。從健保支出情況觀察，醫療負擔有增無減。健保總額從實施當年三千億元，到了二〇一五年已近六千億元，成長一倍之多，以二〇一五年年GDP一六・八兆元的六・六%保守估計，國民醫療保健總支出將破一兆一千億元，扣除健保總額六千億元，國人自掏腰包的自付額醫療費用已擴增達五千億元，隨著長期照護的金額增加，每一家戶的負擔只會越來越沉重。

透過時間銀行的社會志工體系，稍稍紓解了人力嚴重欠缺的問題，並為自己將來的陪伴先鋪一條路。透過遠距照護制度，則能減少未注意病徵日趨嚴重的疏忽，有效延緩慢性病惡化的時間，同時有助於延續病患的壽命。兩者對於尚未陷入長期照護深淵的個人及家庭而言，都是「預防」的最佳方案。

Part 2

四十歲
善用政府資源

當家人突然中風或失能，找外勞或養護仲介最快？小心，一旦出現問題，即便砸錢也求償無門！

善用政府所提供的老人照顧模式：居家式、社區式與機構式三大類，再加上專家提供的應變四口訣，就能按部就班解燃眉之急。

引言

四十歲的你，擔心長輩萬一倒下

靜、問、思、議四口訣，助你一臂之力

當家人突然失能或失智，需要長期照顧的時候，大多數人的第一個反應，總是六神無主、頭腦一片空白，不知道該何去何從？先別急，專家教你以下四大口訣，讓你按部就班解決家人的長照燃眉之急。

口訣一》靜——聽出院準備組給建議

在哥哥突然中風倒下時，第一時間完全不知道該怎麼辦、六神無主的五

十多歲陳先生，當初聽從了朋友給的正確建議：「只有把你自己顧好，才有辦法照顧好他。」

陳先生認為，這些年來雖然他的太太難免有些微詞，但至少全家的正常生活，並沒有因為哥哥的生病而徹底走樣，就是因為他做對了兩件事：一是從哥哥住院開始，他就請了全職看護照顧；二是沒有把哥哥放在家裡親自照顧，才沒有因此拖垮全家。

歸結其因，社團法人新北市身心障礙者福利促進協會總幹事涂心寧解釋，一般民眾若是中風或罹患癌症，會先到醫院治療。所以在出院前，醫院出院準備組（主要工作是給病人建議，或安排未來回家復健與生活照顧）將是很重要的關卡，如果這階段做得好，一般民眾或家屬也不會因為什麼都不知道而慌亂不已。

當然她不否認，在目前的健保制度之下，這一塊是醫院最不賺錢的單位，所以，它原本應有的功能變得很弱。「有時，甚至連他們都不知道有哪些資源可用。」她說。

正因爲醫院出院準備組沒有發揮既有的功能，所以，家屬常顯得慌亂。一是：不知道找誰問資源，二是有可能因爲自力救濟與道聽塗說，而學得不正確的照顧技巧。涂心寧認爲，如此一來，更可能延誤黃金的復健時機。

甚至在慌亂下，讓目前坊間所謂的「養護仲介」橫行，它是依人頭計算，叫價可由幾千元至上萬元。因此，台灣長期照護專業協會不忘提醒有需要的民衆，千萬別道聽塗說，請教相關專業人員（或醫護人員）的意見，才是明智抉擇的第一步。

口訣二》問——找長照管理中心評估方案

中華民國家庭照顧者關懷總會理事長陳正芬首先指出，一般有關老人的照護問題，可以分爲「突發」或「非突發」情況。所謂的突發狀況，例如中風，目前各醫院都有「出院準備」的服務，可以提供給家屬一個最適合的建議。

涂心寧建議，民眾有任何緊急需要協助的地方，都可以就近到各縣市政府的長照管理中心分站詢問服務（或上網搜尋：長照服務申請）。

一般流程是：先經過一至二小時的面談，之後由照顧專員撰寫個案報告，再送件申請並進行資格審查。民眾大約在一個星期後可以收到確認函，但等到長照管理中心眞正通知服務單位開始提供服務，則通常需要再等一個星期左右的時間。

瑞光健康科技股份有限公司董事長，本身也是萬華醫院院長的應堃煇強調，評估是很重要的一個過程，因爲在評估後，才有客觀資料去選擇最適合當事人的照顧服務。

要注意的是，一般評估結果必須在送件的七天內回覆，但由於一般長照中心的人員配置約只有五至七人。所以，實際評估出爐的時間可能會延長。

口訣三》思——多管道尋求最佳安置

目前許多人遇到家人需要看護照顧時，第一時間就會想到聘請外勞（即外籍看護工）或尋找長照單位與機構。陳正芬指出，不可否認，這兩種管道都有其專業性與便利性，但聘用外勞其實存有不少問題，例如外勞非經專業訓練、長期工作勞累之下，也會有情緒障礙等，另外，還有一個缺點是：現階段不管是聘請外勞或住在機構，政府都不會提供任何補助。

應埈煇直言，家裡若有老人需要照護，卻只聘請外勞的家庭，根本就是「變相懶惰」。他提出警告：「如果只是讓失智的老人在家看電視，而不進行任何的語言互動，退化情形將會更快。」

涂心寧也表示，請外籍看護工一般要等三個月，時間上根本緩不濟急，如果是家中突發需要長照的狀況，需要幫手服務，其選擇不外乎是：由民眾先自費使用居家服務；其次是先去日間照顧中心；再不然則是送往護理之家，或養護中心等機構。

涂心寧也發現，近來民眾已傾向不用外籍看護工，她解讀，一方面是因為外籍看護工的負面新聞太多；另一方面則是，不管是日間照顧或居家服務，都有政府的監督，且未來一旦發生任何問題，還可向提供服務單位及政府求償，而不會像聘用外籍看護工一樣求償無門。

在前例中的陳先生，原本考慮聘請外勞照顧哥哥，但評估後期成本、住及管理外勞都是勞心勞力，還有狀況可能會更多。舉例來說，若是聘請外勞，政府並不會提供任何補助，就只有當事人能領取身心障礙津貼而已。

像陳先生的哥哥並不符合社會局列冊的中低收入戶，所以每月只能領取四千七百元的身心障礙津貼，金額還不會高過政府實際支付給護理之家的補助。此外，住在護理之家，還有二十四小時的專業看護，不用擔心任何突發狀況，隨時都有護士優先協助處理。

總的來說，當失能狀況較輕微，照顧需求較低時，家庭照顧不失為可行方案，而且對失能的家人會是較好的安置。而當失能者的狀況嚴重、照顧需求多且家人照顧無法負荷時，便可以思考其他替代方案，例如，日間照顧中心或日間托老，或者是機構式的照顧（養護機構、長期照顧機構或護理之家機構）。

但涂心寧也不忘提醒，多數人遇到問題時，都只會想「單一解決方法」，也就是在「居家服務」、「外籍看護工」與「送機構」三者間，只選擇其中之一，並未想過應該尋求多管道的協助才是正道。

口訣四》議——全家開會決議誰來顧

等到外部評估結果出爐，應堃煇及涂心寧都建議，一旦確認家中長者需要長期照顧，一定要再召開一個家庭會議討論。

會議必須要討論的重點，主要是看當事人的需求有多少？有哪一些是家裡已經可以提供的，如果家中已經能夠提供的服務，還無法滿足當事人的需求，是否可能只需要採用日間照顧中心？又或者該選擇入住二十四小時專人照顧的長照機構？

但依照應堃煇過去所接觸的案例經驗，大部分家庭會議討論最核心的問題，通常都是卡在「錢」這件事上。許多家人不太敢表達太多想法，主要也是因爲「只要有意見，就會被其他家人要求接當事人回家照顧。」他無奈的表示。

但是涂心寧也提醒，由於照顧的費用不少，假設只由家中成員中的某一位來照顧，可以要求其他成員提供一定的財務資源。

事實上，開家庭會議的一大重點，也應該是在「評估現有所有家庭成員的工作」後，確定「誰將會是主要照顧者」。

台南市立安南醫院精神科主任唐心北就表示，當家中有失智症患者時，一定會打亂整個家庭的原本生活步調。所以，他常見有些家庭因爲兄弟姊妹衆多，就讓失智長者輪流在不同的家中居住，以便減輕每一位照顧者的身心負擔。

但事實上，此舉可能反而會讓失智長者因不熟悉環境而壓力過大、加速退化的情形。因此，他不忘以個人經驗再三提醒：長者要由誰來固定照顧，最好能經過全家人一起討論。

最後，涂心寧認爲，家庭會議一定要討論一下未來照顧的方式。因爲根據社團法人新北市身心障礙者福利促進協會過去的服務經驗，許多人認爲家中有失能或失智者時，照顧者應該是負起全責，而被照顧者本人則「什麼事都不用做」。但這樣的想法是錯誤的！

涂心寧再三強調，照顧輕、中度失能者的最正確做法是：透過「自力支援」的原則，用各種輔具讓被照顧者用自己的力量「站起來」。舉例來說，有些中風長者是偏癱（例如左手不能動），但家人應該要教他們，如何用右手取代原先左手的功能，而不是放任讓他們完全不動，然後凡事代勞。「如此一來，不但可能錯過復健的最佳黃金時機，更會造成照顧者與被照顧者同樣疲累不堪或深受傷害。」她說。

同場加映

外籍看護工當幫傭，罰款三萬元起跳

新聞頻傳不少名人、藝人違法濫用外籍看護工，其實，台灣人用看護工的習慣是，除了看顧工作之外，顧小孩、煮飯、打掃等「順便」做的家事通通要做。正因外籍看護工可提供這麼「多功能」的全天候服務，和雇用本國籍照顧服務員的工作時數來看，國人普遍認爲請外籍看護工比較「划算」。

但台灣外籍勞動者發展協會理事長徐瑞希指出，許多台灣雇主習慣的「順便幫忙」或認爲「外勞該做的事」，都已經違反《就業服務法》規定。目前只要有人檢舉或外勞申訴，可能挨罰新台幣三萬元至十五萬元、甚至喪失聘雇資格。

至於雇主該「如何選擇合適的看護工」？

徐瑞希建議，可從看護的背景資料進行篩選，如有無國外工作經驗、會不會簡單中文等，另外是進行線上選工面試。也可詢問親朋好友有無雇用過的合適看護打算再來台灣工作，並代爲介紹。許多初次找外籍看護的雇主，仍會查詢勞動部網站的仲介公司分級評鑑，透過仲介公司代爲尋找。

目前在台灣的家庭外籍看護工最多來自印尼，但徐瑞希指出，印尼政府明訂二〇一七年將停止輸出家庭類外傭及看護。由於看護工工作辛苦、薪水一般比工廠低，因此許多外勞出國以到工廠工作爲目標，外籍看護工也越來越不好找。

徐瑞希強調，看護是一個以人際互動爲基礎的服務，因此，語言不通、文化差異及與受照顧者之間的年齡代溝，是受照顧者及看護工之間最主要的問題。因此，除了要學習如何管理，更要細心協助看護工進行看護或學習家中常用的中文，讓看護工盡快融入、發揮預期的照護或陪伴功能。

外籍看護工優缺點比較

優點：

- 工時、休假彈性較高，可配合案家需求
- 薪資收費一般小康家庭可負擔
- 可提供全天候二十四小時之照顧服務
- 失能長輩可與親屬持續居住於熟悉的住家環境

缺點：

- 民族性、文化背景不同，溝通困難
- 未經一定時數專業照顧訓練，照顧技巧較不熟稔
- 須提供住宿空間
- 家屬須承擔管理責任
- 飲食、文化、習慣不同，共同生活有困難

第3件事

關心居家服務

讓照顧者得以喘息的服務

全天候看護失智已八年多的林伯伯外籍兒媳婦，由於日常的照顧事情繁瑣，再加上平日難免家中會有事情，長期下來身心疲憊。然而，在開始居家喘息服務之後，她就可以利用事先預約服務，處理其他事情，或是外出散心等，獲得喘息的時間空間。

所謂的「居家式」照顧服務，是指將正式或非正式的照顧資源，輸送到有需要的長者家中。簡單說，也就是專業的照服員「到府服務」。可以讓當事人隨著年齡老化，或是因爲疾病造成失能的老人，在熟悉的環境中，得到必要且適切的服務，以便維持最好的功能及提升生活品質。

目前國內的居家式長照服務內容，主要分為「一般生活照顧」與「醫療照顧」兩大類，分由「社政」與「衛政」權管，在中央則統一由衛生福利部來管理。

其中的「一般生活照顧」有：居家服務、居家喘息、居家送餐、緊急救援、居家無障礙環境修繕服務、關懷訪視問安服務（社區關懷據點）等；「醫護照顧」則有：居家護理、居家復健（物理治療、職能治療；台北市另有開辦語言治療）、居家營養師、居家藥師，以及居家醫師等。

二十四小時陪伴易壓垮照顧者

其中，各縣市長照中心所提供的喘息服務，還有分「機構式」與「居家式」（見表一）。但一般會將「機構式」的喘息服務，歸類在「社區式」長

表一　居家式長照服務項目及內容

	服務項目	內容
社政（社會局）	居家服務	專業照顧服務員到家，協助失能者日常生活及身體照顧等服務
	老人營養餐飲服務（送餐）	針對（中）低收入之失能長者，常因體力不佳，外出購餐不便，藉由送餐到府以補充其營養及體力
	一般（生活）輔具購買租借	藉由適當輔具，讓失能長者減緩身體退化、維持日常活動，以及居家無障礙環境改造
	居家無障礙改善需求評估	
	緊急救援或通報	協助猝發性高危險群、慢性病患、長期臥病及不良於行患者、獨居老人，家中裝設類似個人保全系統，連接到各縣市24小時監控中心，提供緊急救援與保護
	防走失手鍊／愛心手鍊	每1條都鑲有使用者編號及服務專線，若當事人走失，協尋中心就立刻通知家屬或當地派出所
	關懷訪視問安服務（社區關懷據點）	由社區關懷據點所提供的服務，包括每月1次電話問安，以及到宅聊天及簡易血壓測量等
	居家式喘息服務（各縣市權管不一，台北市是屬於「衛政」服務）	由照顧服務員至家中協助如廁、沐浴、穿換衣服、口腔清潔、進食、服藥、翻身、拍背、簡易被動式肢體關節活動、上下床、陪同運動、協助使用日常生活輔助器具等服務

	服務項目	內容
衛政（衛生局）	居家復健 （物理、職能，另外台北市另有語言治療）	長者因身體狀況無法外出就醫，或使用相關健保資源時，則可使用居家復健、護理、營養、用藥諮詢，甚至是醫師到府診察等服務（居家藥師、居家營養師、居家醫師服務僅限台北市）
	醫療輔具購買租借	1.針對電動拍痰機、氧氣製造機等17種 2.針對尚未納入全民健康保險給付範圍內的醫療復健輔具及醫療費用（例如人工電子耳植入手術等，各縣市補助內容不同）提供補助
民間機構	沐浴車到宅服務	主要為1輛配置有沐浴槽等移位式專業沐浴器材，到家中協助失能老人沐浴

資料來源：亞洲大學健康產業管理學系助理教授張淑卿、
台北市衛生局、各縣市長期照護管理中心

照服務中。

社團法人新北市身心障礙者福利促進協會總幹事涂心寧解釋，喘息服務與居家照顧最大的不同點在於：「居家照顧」是提供「照顧者」與「被照顧者」雙方的服務，而「喘息服務」主要是協助「主要照顧者」，並減輕其負擔，而不是從「被照顧者」的需求出發。

就像上述案例，訴說了陪伴者的心聲，任何人都有可能成爲家庭照顧者，不論是照顧失智父母、公婆的子女或媳婦，甚至現在最常見的老老照顧（老夫妻互相照顧），因爲二十四小時的陪伴與照顧，除了病人的吃喝拉撒睡，還有情緒得面對，壓力不言而喻。

到府服務給照顧者自由

在《陪伴，是生命最好的禮物》書中便提到，每個人一生中都至少有一次成爲照顧者，據估計全球有三千五百萬人長期或暫時的照顧他人，肩負照顧重任的照顧者，會遇到親人性情大變、病況如溜滑梯般急轉直下、蠟燭兩頭燒等棘手問題，即使照顧者不離不棄、全心投入也難免折磨。

早期的喘息服務只限機構式服務，讓受照顧者在護理之家、安養護中心等機構接受短暫照顧、停留，由機構工作人員提供二十四小時之照顧（包含護理照顧、協助沐浴、進食、服藥、才藝活動及復健活動等）。

但爲了滿足不同需求的個案，也可以讓不便或無意暫居至機構的個案，不必離開熟悉的家，就能讓照顧者獲得喘息的機會，得以安排一些個人活動，如：國內外旅遊、與朋友聚餐等。各縣市社會局與衛生局於是推出「居家式」與「機構式」的喘息服務（見表二），希望能夠藉此減少照顧者的壓力，避免因過度疲累，而放棄在家中照顧長者。

表二　喘息服務申請及補助內容

申請方式	於各縣市政府區公所、衛生所、各區域社會福利服務中心、各醫院出院準備服務（護理站）、民間服務提供單位，以及各縣市政府的長期照顧管理中心，索取「長期照顧服務申請書」，並提出申請 經長期照顧管理中心初審、派員到府評估後，再核定服務計畫內容，最後轉由服務單位派員到宅提供服務
補助時數	1.輕度失能（1至2項ADLs失能者）及中度失能者（3至4項ADLs失能者）:每年每案最高補助14天，以及補助交通費4趟 2.重度失能者（5項以上ADLs失能者）每年每案最高補助21天，以及補助交通費4次
服務費用	每小時的照顧費與車資費，均以一定金額計算（各縣市政府補助費用不同），超過每日服務費補助上限的部分，則由民眾自付（居家式服務的時間，並不包括交通往返）： 1.低收入戶及中低收入戶者：全額補助 2.符合請領身心障礙者生活補助費的身心障礙者，以及中低收入老人生活津貼者：補助額度90% 3.一般戶：補助額度70%

註：交通費以「次」爲單位、照顧費則以「每日3小時爲1單位」；各地區實際補助金額與時數等，則請上各縣市政府相關網頁，或長期照顧管理中心洽詢

第4件事

關心社區托顧

延緩爺奶失能的必知服務

「我非常喜歡這裡，每天起床就期待到這兒……，還有很多老朋友可以一起聊天。」七十八歲，罹有輕度失智的張阿嬤因有時會走失，家人經送醫院做臨床失智評量表（CDR）評估爲輕度失智，最後才決定將她送到新北市三重台北橋公共托老中心收托，接受專業照顧服務員的照料，晚上再回家與家人相聚。

這種公共托老中心，首創結合過去的銀髮俱樂部（提供給健康長者的活動空間），以及提供失智長者的日間照顧服務中心兩者功能，是屬於新形態的社區式長期照顧服務。

而所謂社區式的照顧或醫療，與居家式最大的差別在於：居家式是採到府服務的方式，而社區式則是失能者（需要被照顧的人），要前往獨立的場所參與活動或就醫。且許多這樣的活動或服務，時間最長不過半天，或只在日間進行，因此失能者多數不用住宿。

根據政府所推動的十年長期照顧計畫，在目前所提供的長期照顧服務項目裡，屬於社區式的長照服務，主要包括了日間照顧、社區復健，以及社區安寧照護等（見表三）。

而本章所介紹的，新北市政府結合日間照顧與銀髮俱樂部的公共托老中心；以及台北市根據在地醫療優勢與都會型特色，所發展出的社區安寧與急性後期醫療照護，就是其中比較新的服務形態。

表三　社區式長照主要提供服務項目與內容

	服務項目	服務內容
社政（社會局）	日間照顧	以機構式服務，提供失智、失能者白天的生活照顧、休閒等活動，增進人際互動
	家庭托顧	是介於正式與半正式的照顧服務，白天將老人送至社區內的照顧服務員家，接受如沐浴、餵食、移位、如廁等身體照顧
	老人營養餐飲服務（共餐）	對於可自行移動的老人，選定適當地點（委辦單位）提供餐飲，集中用餐
	交通接送	針對中重度失能長者提供交通接送服務，方便乘坐輪椅的長者直接上下車，減少長者就醫途中之不便及增加舒適度
衛政（衛生局）	（機構式）喘息服務	讓受照顧者在護理之家、安養護所等機構，接受短暫照顧、停留，由機構工作人員提供24小時照顧。服務內容包含護理照護、協助沐浴、進食、服藥、才藝，以及復健活動等
	社區復健	透過復健師與職能治療師等到府服務，讓失能長者不用往返醫院就醫，讓更多年長者能受到更多適當的醫療照護
	日間型精神復健機構	提供精神病患日間照顧的復健機構
	社區安寧療護	其照護對象與現行安寧療護相同，它是包括癌末、漸凍人與其他8類非癌末期患者，都能獲得安寧療護專業團隊，包括醫師、護理人員、社工等安寧團隊之定期探訪與訪視、一般診療與處置、末期狀態病患及其家屬心理、社會及靈性等方面的照護

資料來源：張淑卿、衛福部護理及健康照護司、各縣市政府相關網頁

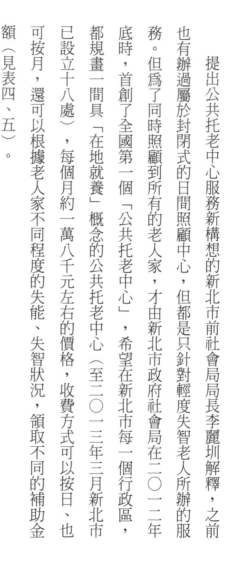

日間照顧——讓爺奶們在白天開心上學

提出公共托老中心服務新構想的新北市前社會局局長李麗圳解釋，之前也有辦過屬於封閉式的日間照顧中心，但都是只針對輕度失智老人所辦的服務。但爲了同時照顧到所有的老人家，才由新北市政府社會局在二〇一二年底時，首創了全國第一個「公共托老中心」，希望在新北市每一個行政區，都規畫一間具「在地就養」概念的公共托老中心（至二〇一三年三月新北市已設立十八處），每個月約一萬八千元左右的價格，收費方式可以按日、也可按月，還可以根據老人家不同程度的失能、失智狀況，領取不同的補助金額（見表四、五）。

至於老人們到了公共托老中心，都做些什麼？事實上，老人在這眞的就像上學一樣，課程選項相當多元，包括生活照顧、自理功能訓練、身心機能活化健康促進、文康休閒、足部SPA、養生餐飲、護理服務及簡易復健、

表四 日間照顧中心服務內容與收費（以新北市公共托老中心為例）

服務對象	凡實際居住或設籍新北市、年滿50歲以上的身心障礙，且依臨床失智評量表（CDR）評估為失智症者；或年滿50歲以上長者，符合日常生活活動功能（ADL）評估為失能者
服務內容	包含生活照料、自立訓練、健康促進、文康休閒、護理復健、備餐服務，以及家屬教育與諮詢等
服務時間	週一至週五7：30～17：30
收費內容	・月托：公辦民營單位每月1萬5,000元；非公辦民營單位每月最高收費1萬8,000元 ・日托：公辦民營單位每日800元；非公辦民營單位每日最高收費1,000元
補助金額	依長輩失能、失智狀況以及家庭經濟情形，月托補助3,500元至1萬8,000元不等；日托亦有部分補助

資料來源：新北市社會局

表五 北市聯醫都會型社區安寧照護（申請前，須經醫師評估）

服務對象	8大非癌疾病： 老年期及初老期器質性精神疾病（即失智症）/其他大腦變質/心臟衰竭/慢性氣道阻塞/肺部其他疾病/慢性肝病及肝硬化/急性腎衰竭/慢性腎衰竭
收費標準	由健保支付，並依健保規定收取「自付額（5%）」，以及「來回計程車費用（依里程數收費）」
申請窗口	電詢台北市立聯合醫院各窗口，經醫師評估後，符合收案的對象，則通知社區安寧護理師進行收案；經評估不適合收案者，則繼續門診追蹤

資料來源：台北市立聯合醫院

物理療法及失智症預防方案等，甚至還會依不同個人情況，設計各種生活增能活動來協助長者延緩老化或失智。

像是用「四人一組玩疊疊樂」的活動方式，來訓練長輩們的手眼協調；或者是在他們吃午飯前，帶領他們做做「健口瑜伽操」，讓每位長輩跟著動作將舌頭吐得長長的……，對一般人而言，這些看似奇怪動作的「健口瑜伽操」可不能小看，只要能夠多加練習，將有助增加長輩的唾液分泌，以有利於吞嚥。

簡單來說，新北市之所以採取這樣混合式的服務模式，李麗圳解釋，其目的就是讓健康與輕度失智的老人們，同在一個熟悉的場地互動，有助於刺激輕度失智老人，讓他們的狀況變好。

更重要的是，失智失能的長輩來到公共托老中心，除了有專業的照顧服務員和佈老志工的服務與陪伴外，還能跟銀髮俱樂部裡健康的長輩一起融入活動，讓老人家們不會覺得孤單，也才更有意願走出家門，接受專業服務人員的妥善照顧，才能達到延緩失智或失能的目標。

社區醫療——落實在宅老化且開銷更低

簡單來說，到府醫療即社區醫療的概念，包括了一般居家照護，以及安寧居家照護。

在社區式長照的服務中，台北市目前著力在結合社區醫院的急性後期醫療照護部分；以及到府醫療部分的社區安寧。就是希望從前後端把關，先減少需要看護的狀況，也能讓需要長期照顧者，能在家善終。

舉例來說：林伯伯日前突然中風，經醫學中心緊急救治後，現狀況穩定，但行動仍不便，話也說不清楚，若繼續留在醫院不僅復健方面的幫助有限，花費負擔也日益增加。

但如今，林伯伯的困擾，都可以透過政府的社區安寧照護以及急性後期照護計畫獲得解決。經由醫院轉介至居家附近有合作的區域或地區醫院，接受專業團隊全人整合式密集的復健、醫療、心理、營養等治療，待行動及語言能力恢復到一定程度時再出院，家屬也可以減輕負擔，共創病患、家屬及醫院三贏。

「在宅老化」是醫療政策上的夢想，而台北市所推出的社區安寧照護，就是讓醫護人員「走出醫院」，到患者家中訪視、治療，讓患者在最熟悉的環境中減少痛苦，也少了延長死亡過程的無效醫療。

此外，一旦病人必須入住加護病房，健保給付平均一天就要三萬元，但如果家屬願意以居家安寧照護，從收案至死亡的費用不超過五萬元。台北市立聯合醫院總院長黃勝堅更分析，居家安寧常規化的費用由健保給付，未來若順利推動，一年還可節省健保費約新台幣二百億至三百億元。

負責統合社區安寧照護服務的台北市立聯合醫院中興院區院長璩大成解釋，長照與安寧照護的對象，其實是有重複的，「安寧與居家照護是一體兩面，且安寧照護根本就是居家照護的延續而已。」他說。

首創急性醫療服務送到家

至於另一個社區醫療的急性後期照護（PAC）服務，目前全台各縣市計有一五一家醫院（包括上游醫院二十二家，與承作醫院一二九家）共組成三十九個團隊參與試辦。

早在二〇一三年，台北市就率先推出髖關節的急性後期照護計畫，針對六十歲以上、經診斷爲髖關節骨折，發病或術後三個月內患者，提供十四天住院復健，以及六次居家復健照護。

之後在二〇一四年，配合衛生福利部計畫，台北市再與八大醫學中心（台北市七家醫學中心與林口長庚醫院）合作，提供腦中風急性後期病患無縫接軌式的下轉評估，並轉介至台北市立聯合醫院及關渡醫院，由該院提供住院復健服務，提供照護補助，並且支付醫師的出診費（二〇一五年健保署才開始給付出診費）（見表六）。

表六　社區安寧照護服務支付標準（以台北市為例）

<table>
<tr><th>給付項目</th><th>地點</th><th>醫師</th><th>護理師</th><th>社工</th><th>臨終</th><th></th></tr>
<tr><td rowspan="3">健保居家照護</td><td>在宅</td><td>1,553</td><td>1,050</td><td>1,050</td><td>5,000</td><td>家屬自行負擔</td></tr>
<tr><td>機構</td><td>1,242</td><td>840</td><td>840</td><td>5,000</td><td rowspan="2">無</td></tr>
<tr><td colspan="5">一般民眾自付5%
（如一般民眾給付護理師的金額即
1,050*5%=52.5）</td></tr>
<tr><td rowspan="2">長照居家照護</td><td>在宅</td><td>1,000</td><td>1,000</td><td>無</td><td>無</td><td rowspan="2">無</td></tr>
<tr><td colspan="5">一般民眾自付5%</td></tr>
<tr><td rowspan="2">健保安寧居家療護（甲）</td><td>在宅</td><td>1,553</td><td>1,650</td><td>1,050</td><td rowspan="2">5,000</td><td>家屬自行負擔</td></tr>
<tr><td>機構</td><td>1,242</td><td>1,320</td><td>840</td><td>家屬自行負擔</td></tr>
<tr><td rowspan="2">健保安寧居家療護（乙）</td><td>在宅</td><td>1,088</td><td>1,155</td><td>1,050</td><td rowspan="2">5,000</td><td>家屬自行負擔</td></tr>
<tr><td>機構</td><td>870</td><td>924</td><td>840</td><td>家屬自行負擔</td></tr>
</table>

註：護理人員每週計價2次，其他人員每週1次　　單位／元

資料來源：台北市衛生局

台北市衛生局局長黃世傑特別強調，由於台北市地小人多，所以機構式服務的發展受限，才必須更重視居家式與社區式的長照服務發展；而這項計畫也就是依都會形態的差異性，進行服務模式的設計。

他並以台北市首推全國唯一的「把八大醫療團體（醫師、營養師、護理師、藥師、呼吸治療師、職能治療師、物理治療師及語言治療師）服務送到家」爲例指出：「就是因爲，如果在家照顧得不好，後續的醫療費用將相當可觀。且如果能以『健康促進』的概念，並加強急性醫療至長期照顧間的『無縫接軌』，就能減緩未來失能者及家庭照顧者的沉重負荷。」

第5件事

關心長照機構必問四重點

費用、地點、口碑和環境

五十七歲的陳先生，當初在幫六十三歲嚴重腦中風的哥哥選擇護理之家時，當然也聽從不少朋友的推薦。最後挑上目前這間新成立不久的護理之家，主要是離醫院近，而且評鑑爲「甲等」。

而像陳先生這樣，因爲自己無法照顧，需要幫家人找到合適「機構式」長期照顧服務，卻完全不了解醫療及護理專業的民眾，多半也能按照機構遠近與政府評鑑資料，再透過親朋好友的打聽來作爲決策依據。其中，最大的關鍵因素，恐怕就是在「預算」（個案詳見一〇〇頁）。

所謂「機構式」照顧服務，是指二十四小時皆有照顧人員照顧老人家的生活起居，包括護理之家、養護機構、安養機構等長照機構。

除此之外，還有需要特別依照特定身分或是特殊疾病（例如失智），才能入住的機構，像是需要具有退輔軍人身分的「榮譽國民之家」（簡稱「榮民之家」），以及失智症的團體家屋（見表七）。

可讓老人選擇的機構式服務，除了包括「生活自理長者」可以入住的「老人住宅（例如各種老人公寓、養生村、銀髮族飯店與老人會館等）」，以及「自費榮家安養中心」；也同時包括「收住失能或失智長者」，分別由各縣市社會局、衛生局與行政院退除役官兵輔導委員會主管的各種長照機構。

只不過，多位專家不忘提醒民眾，一般民眾在選擇長照機構時，即便「預算」是最主要的考量，也還是應該參考以下的幾項標準，才能找出最符合被照顧者與家人的需要：

表七　機構式服務項目及主要內容

	服務項目	服務內容
社政（社會局）	機構式喘息服務	■專供短期照護： 將需要照顧的老人，送到機構短期照顧，讓家中主要照顧者有休息機會
	長期照顧型機構（設立負責人，屬老人福利機構）	■專收「三管」老人（年逾65歲）： 24小時照顧服務，但收住對象限年逾65歲，有「三管」（鼻胃管、尿管與氣切管）的重症老人
	養護型機構	■收中輕度障礙者： 只提供需要簡單護理服務，例如健康狀況不良、行動不便，無須醫護技術服務需要者入住。有的也收住插有「二管」（鼻胃管或導尿管）的被照顧者
	身心障礙住宿型福利機構	■專收身心障礙： 需24小時生活照顧、訓練，或夜間照顧服務的身心障礙者入住
	失智照顧型機構（失智症團體家屋）	■專收失智老人： 服務對象為專科醫師診斷為失智症中度以上，具行為能力，且須受照顧的老人
衛政（衛生局）	護理之家（設立負責人為護理人員）	■專收「三管」老人（無年齡限制）： 提供身體功能嚴重依賴照顧的失能者服務，有護理人員24小時照顧。主要收容有「三管」的重症患者，但無年齡限制
	精神復健機構或護理之家	■專收精神病患： 提供精神病患住宿
其他（退輔會）	榮民之家（公費安養型）	■退除役官兵為主： 安置因戰（公）受傷成殘，或因體能傷殘、無工作能力，或年老無固定收入、生活無著且合乎就養安置條件的退除役官兵

註：以上機構是以失智、失能而需要照顧的對象爲主，因此，一般的老人住宅（老人公寓、養生村、銀髮族飯店、老人會館），或是自費榮家安養中心，並不列入上表之中。

資料來源：張淑卿、衛福部長期照顧中心，及各縣市相關網頁

一、費用要透明：只看最低價，小心貴在耗材費

瑞光健康事業集團的董事局主席應堃煇表示，目前大台北地區的養護機構收費，每月約二萬七千元到三萬五千元，大約有一〇％的價差，中、南部的收費則較低。至於護理之家每月收費約二萬八千元到四萬五千元，會因提供服務的內容與參與服務的醫療人員多樣化，且困難度高，而有收費上的差別。

通常包含房間的住房費、照顧費、膳食費、特殊護理費；其次則是依實際耗用量計費的耗材部分，像是衛生紙、尿布；再者，有些會針對鼻胃管或胃造瘻管的管灌飲食，再收所謂的「營養費」。

亞洲大學健康產業管理學系助理教授張淑卿，則建議有預算上限制與困擾的民眾，至少不要堅持「選最低價」。而且在參考價格時，應該特別注意：一般機構報給主管機關核備的價格，並非完全等於實際報給入住者的價

格，想要入住的人一定要問清楚相關細節。像是在固定月費之外，包括管灌、抽痰等，是否按次收費，並不包含在固定月費中；因此，在評估比價時，應該要把這些費用都一併列入考量。

最好拜訪前先做點功課，了解收費的項目，更別忘了索取書面資料，事後可當作評比的參考。

二、地點要方便：離家近，最好能二十分鐘內轉診

把親人送到機構接受照顧，是不得已的決定；但是爲了日後訪視、就醫方便，機構與家人、醫院的距離，也是要考量的重點。張淑卿認爲「可近性」是選擇機構時的考量重點，如果所選地點就在社區內，以利家人下班前、下班後就近探望。

至於「醫療後送」的問題，張淑卿表示，最好要選擇「有合作醫院可在

二十分鐘內就近轉診」的機構。

儘管主管機關對機構的評鑑，都已將「就醫方便性」納入。但台南市立安南醫院精神科主任唐心北就不忘提醒，合作醫院是直接派醫師到機構看診（例如一週一次或一月一次）？還是機構自行用救護車，直接送往合作醫院呢？他認爲其中的前者較優。

三、口碑要夠好：低於甲級就別選，私下多打聽

目前內政部與衛福部分別會針對「老人福利機構」與「護理之家」進行評鑑（每三年一次，都是找外部委員），每年也還會進行一次查核與督考（有內部及外部委員），提供有長照需求的民衆家人參考。

張淑卿認爲，如果評鑑低於「甲級」，建議可以不用考慮；而唐心北則建議，評鑑最好只當參考，家人可以私下多打聽一下實際入住者家人的口碑

好壞，或詢問之前的醫院護理人員專業意見。

四、環境要安全：像買屋，要觀察現場四大重點

不管再怎麼蒐集資料，一切都只是紙上談兵，就像買房子一樣，最重要的，就是一定要親自走訪，只有現場觀察環境，才能眞正知道到底這個機構中心的好壞。至於觀察的重點，多位專家建議如下：

1 用眼睛看「環境」

「機構是否合法立案」、「餐飲服務」、「生活環境」與「安全設備」四大面向，這是中華民國老人福利推動聯盟建議的觀察重點。

唐心北建議，在觀察「生活環境與設施」時，可以多注意一下裡面「住民」的各種狀態，例如多少人住一間？床位的安排是否過於擁擠？活動及走

動空間是否足夠？廚房以及廁所乾淨嗎？採光如何？牆壁會不會看起來像是醫院一樣呆板，讓人覺得就像是住在醫院裡面一樣。

還有是否安裝自動灑水及滅火系統、並且更新，走廊與浴室的安全設備、緊急呼叫鈴、室內使用防火建材；是不是在樓梯間或走道堆放物品、雜物，讓輪椅無法通行？這些可能影響入住「安全」的設備部分，都要仔細看清楚。

專家建議最好親自訪視兩次，而且須安排在不同時間，且不要預先告知機構，這樣才能夠真正了解其實際狀態與服務品質。

2 用鼻子聞「味道」

想想，如果是我們居住的環境，充滿著刺鼻的消毒藥水或尿騷味，是不是很想捏著鼻子離開，更何況是已經需要照顧的老人或病人，如果必須天天在這樣的環境中生活，不是更痛苦？

除了要記得聞聞看空間內有無異味外，唐心北也表示，衡量一家機構是否保持乾淨，還有一個常被忽略的地方，就是換洗衣物間，在那可以了解衣物處理的情形，看是不是有殘留異味或尿騷味。

3 用心去「感覺」

當你一走到機構裡面，所遇到每個人，包括服務人員與老人，如果能夠主動親切打招呼，或者帶著快樂微笑，是不是讓人覺得很舒服，也能感受到他們的好心情。

這就是張淑卿所謂的「第一印象」，「雖然失能老人反應不如一般人靈敏，但如果他們受到很好的待遇，心情好、住得舒服，當然就會有笑容。」她說。

其次，要注意住在機構裡的老人們，穿衣及髮型是否相同？張淑卿解釋，基本上每位老人家的審美觀念都不相同，但如果機構內老人的衣著與髮型都一樣，那就是機構為了統一管理方便而做的。

4 用嘴巴問「問題」

親人必須入住長照機構，就是為了得到更好的照顧品質，一旦發生身體不適狀況，機構人員的處置方式，更形重要。

應堃煇便提醒，可以問護理師或照服人員一些假設性的問題，像是萬一遇到老人家或病患發燒、腹瀉時，會如何處理？了解其面對問題的應變能力與處理態度。甚至，也可以和住在長照機構的老人家聊聊天，更能夠第一手了解住在機構裡的眞實生活狀況。

最後還有一點，唐心北提醒，雖然預算高低很重要，但選擇時，最好能夠了解機構設立的理念，以及可以照顧到何種疾病狀態與嚴重的程度？如此一來，才能避免預期與受照顧狀況間，產生落差。

你可以掌握議價眉角

台灣已邁入高齡化社會，很多民眾家裡都有長照需求的長者。五十七歲的陳先生，家中有位嚴重腦中風的哥哥，當他幫哥哥選擇護理之家時，取得十分優惠的價格。以下是他的專訪內容：

我一開始幫哥哥談這家護理之家是在五年前，這家護理之家的公告月費是三萬二千元（現在每月公告價三萬五千元），不含尿布的費用。但我很幸運的談成每月「全包（包含尿布費用）」二萬七千元的價格。

家屬越關心，越好講價錢

我發現，能不能談到更低價，完全取決於家屬對待病患的關心與態度。如果這些機構感受到家屬對於病患是採取「避之唯恐不及」，只是想要丟在機構內不管，絕對很難有談判空間。

記得我當時直接找副院長，並且告訴他：「我家裡就我們兄弟兩個，支付這筆費用並不只是我的義務，儘管拿不到哥哥一毛錢，但我保證，我一定會負擔。所以，希望能給我最優惠的價錢。」所以，這幾年來我哥哥每月的月費，只漲過一千元而已。

在跟機構相處過程，我還有一個小小的心得：不論是與醫院或是各種長照機構往來，雙方的關係真的很重要。你怎麼對待住在機構的家屬，醫師與機構相關人員都完全能夠感覺得出來。

以「不穿尿布」為目標

日本的銀髮照顧產業已經領先台灣發展了二十年，綠之園生活事業總經理吉元綠在專訪中，除了分享日本經驗，針對台灣目前的長照現況，也提出專業看法。以下是他的專訪內容：

早在一九八〇年代，日本高齡化人口占比就達一〇%左右。當時我們集團「紘德會（綠之園生活事業在鹿兒島的營運主體）」發源的鹿兒島地區，占比更高達二〇%以上（台灣目前約是十三%）。現在日本已達到二十五%，我相信，台灣在十幾年內，應該就會達到二〇%。

認眞說，台灣這幾年所興建的長照機構，論硬體（形態、設備、外觀），絕對不輸日本；但若要論「軟體（人員素質與照顧上的細節重視）」，則仍有很大的成長空間。

以日本爲例，照顧失能長者是以「不穿尿布」爲目標；但在台灣，則是提供制式化的照顧，我認爲這並未落實個人照顧的尊嚴問題。

而且我觀察到，住在長照機構裡的台灣老人，幾乎都沒有笑容，原因可能是「欠缺個人化的照顧」。

舉例來說，在台灣，住在機構裡的老人在散步時間都要「統一」出去走動。在日本，我們不會再強迫老人做他們不想做的事了。因爲，照顧老人首要就是盡量不讓他們臥床，不「自暴自棄」，因爲對病人的尊嚴及鼓勵，是他們能否眞正擺脫失能的重要關鍵。

其次，照顧機構的工作，並不只是照顧當事人而已，家人感受也很重要。所以，完善的「投訴機制」就是要讓當事人覺得有尊嚴、家人們放心。

在日本，很少會發生「禁錮」的問題。因爲法律完全禁止這種行爲；而且如果照顧機構有良好的照顧方法，是可以讓這群人像正常人一樣的生活；舉例來說，失智症患者越受到壓抑，越會有暴力傾向。也就是說，要讓當事人的安全感提高，而不是不安感提高。

其實，把老人家送到養護機構不是不孝，因爲只有照顧者的身心都獲得充分休息，才能夠照顧好當事人。否則非但是「變相虐待老人（父母）」，更有可能提高失智與暴力的行爲。所以，要善用各種資源，來降低自己的照顧負擔、提高照顧品質。

同場加映

要雇外勞？還是送機構？挑出最適合你家的照顧方法

照顧家中長輩，短則幾個月，長則幾十年，如果送機構照顧，每月二萬至六萬元不等，該選哪種方法，須看當事人身體及家裡經濟許可程度。搞懂長期照顧，政府資源有哪些後，到底居家、社區或機構式服務方式，該選哪一種？

文化大學社會福利系副教授陳正芬認爲，主要是看「自己的決定」，以及「個人時間上的配合」。簡單來說，就是家裡的支持系統到底有多少。

看當事人身體失能程度

陳正芬建議可依照「評估自己有多少照顧資源」，以及「當事人的生理與心理狀況」爲標準。

簡單來說，如果家中有其他人，可以二十四小時「看顧」當事人，則可以用「居家式」的服務；如果白天完全沒有人在家，但晚上有家人可以照顧，那麼就適合直接送往日間照顧的地方；假設經濟上無虞，且當事人需要長期復健、失智且有問題行爲、晚上常需要起床多次，造成家人照顧上極大負擔的話，才適合選擇機構式服務。

根據台南奇美醫院復健部主治醫師黃景燦觀察，一般家庭如果聘請外籍看護，大多就會選擇在自家照顧；很少看到白天去日間照顧，晚上回來再請一個外勞的案例，因爲這樣經濟負擔太大。

所以他給的建議是，較輕症的當事人「白天去日間照顧中心，晚上回家家人自己照顧，」較重症的則「請二十四小時外勞在自家照顧，或入住看護機構全天照顧。」

看你家經濟負荷狀況

但除了評估當事人適合哪一種長照服務外，台灣長期照護專業協會也提醒有此需要的民眾，應該同時思考照顧失能者在人力及物力上的「可負擔性」，這是因爲長期照顧的時間短則幾個月，長則幾十年。

至於照顧上的費用，如果是家人照顧，可能較爲節省，而且也較貼心；如果是機構式照顧，其每月照顧費用少則二萬元左右，多則可達六萬元。因此對有需要長期照顧的人來說，負擔實在不輕，也更要仔細考量。

甚至是當最後選擇機構照顧的話，還要思考送當事人至機構後，如何協助失能的他適應新生活？陳正芬就提醒這樣的家人，雖然委託機構照顧，也要一週去探望當事人一次，特別是失智症患者，最需要熟悉的家人陪伴。

總的來說，當失能狀況較輕微，照顧需求較低時，家庭照顧不失為可行方案，而且對當事人會是較好的安置。而當失能狀況嚴重及照顧需求多，且親人照顧無法負荷時，可以思考其他替代方案，如日間照顧、日間托老，或機構式（養護之家、長期照顧機構或護理之家等）的照顧。

一次看懂三大照顧方式優缺點

居家式

優點：

- 照顧服務員到府提供一對一、固定人力的個別化照顧及家務服務，長者在熟悉的環境下生活，安全感較高。

- 長輩在家等候服務即可，且可與親屬持續居住於熟悉的住家環境。
- 喘息服務可舒緩照顧者的負荷與壓力。

缺點：

- 服務時數相對較短，較難提供長時數之服務。
- 每位被照顧者可分到的照顧時數較少，主要照顧者壓力較大。

社區式

優點：

- 搭配交通接送，提供失能或失智長輩日間生活照顧等相關服務，促進社會參與，能及早發現失智問題。
- 在地就養，以減輕家庭照顧者的負荷與壓力。
- 白天有專業照顧，家屬可安心就業；晚上長輩可回家與親屬共享天倫之樂。

缺點：

- 僅限失能程度較輕的長輩，且有交通往返上困擾。

機構式

優點：

- 可提供全天候（二十四小時）的照顧服務，減輕照顧者服務時間及壓力。
- 有專業照顧服務員提供生活照顧，以及部分技術性護理服務。

缺點：

- 長輩須離開熟悉環境，必須有適應期，且因與家屬分離，被送至住宿式機構，可能因此感到被遺棄或孤立感。
- 照顧密度較低，且採非固定照顧者（因工作人員須輪班）。家屬可探訪時間有限。
- 家人承受較高經濟壓力（平均每月三萬五千元）。

Part 3

五十歲要會自救

五十歲的你，要未雨綢繆，購買長照險是重要選項之一，市面上與「長期照顧」概念相關的保單有三種（殘扶險、特定傷病險與長期照顧險），每一張保單的定義與保障範圍不同。這些歧異，都密切影響著保戶未來的理賠內容，購買前得看清楚。如果真的都來不及買，還有救命四招，所以，你得學會四件事。

引言

五十歲的你，為退休提早準備

社會保險、商業保險如何補足缺口

提到老年後的長期照顧風險，許多人首先想到是社會保險，如勞保，畢竟工作了大半輩子，就是希望老有所依。然而，一般社會保險並不足以支應龐大的醫療缺口，這時就必須仰賴商業保險。

無長照險自救四絕招

對於身體狀況不佳，已經買不到相關保險；或是擔心保單定義太過嚴格，自己可能繳了錢，日後卻不一定拿得到理賠金；甚至是還沒來得及買齊保險，但已經發生失能狀況的人，可以運用以下四大絕招和一提醒。

絕招一：長照險太貴，有兩種替代保單

長照險的保費負擔較爲沉重，是許多人裹足不前，下不了手的主因。錠嵂保險經紀人公司台北營業處業務主任陳宏恩解釋，這是因爲長照險大多爲終身險的形式，所以，保費負擔當然會比較沉重一些。然而，保費貴的問題並非完全無解，以殘扶險爲例，有保費相對便宜的定期型保單，可以供預算吃緊、希望用比較少的保費換得較高保障的民衆選擇。「特別是定期型的殘扶險，被保險人越是年輕，保費也就越便宜。」他說。

當然，不管是傳統的「長期照顧險」，或者是屬於類長照的「殘扶險」，在理賠定義上多少都有所謂的「灰色地帶」，也就是「可能無法拿到

保險理賠金的情形」，建議有這種疑慮的民眾，可以考慮用「不問身體健康狀況都能給付」的「遞延年金險」來取代。

只不過，由於年金險在進入給付期之後，無法很彈性的解約（只能定期領取年金），且未來進入給付期後，當時預定利率的高低，將影響未來每期可領金額的多寡。所以，永平財務顧問公司總經理朱華楨就不忘提醒，除非當事人體況非常差，任何保單都買不到，否則並不推薦保戶用遞延年金險，來取代長照險或類長照險。

然而，就算因爲年紀大、體況差而買不到新保單，如果保戶之前有其他種類的保單，或許還有方法可以「加以利用」。陳宏恩認爲辦法之一，就是透過「保單活化」的方式，將終身型壽險（預定利率低的），轉換成「即期年金」，然後再用這筆固定年金，支付相關花費；但假設原保單預定利率很高，則可以考慮「部分解約」，用來支應相關長期看護費用。

沒買長照險，要如何照應失能風險？

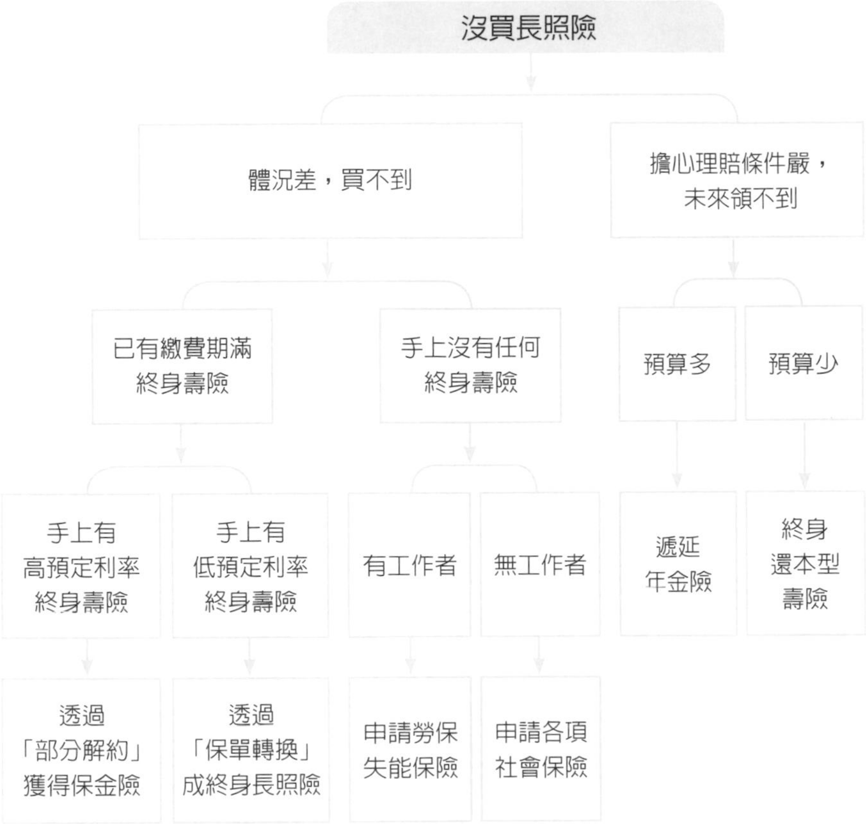

絕招二：四種社會保險也能幫忙

以上的前提，都是建立在「善用各種保險商品」的基礎上，但假設另一種狀況：如果勞工發生了失能情形，過去也沒有買過任何保險，熟知各項社會保險的企管顧問張國鼎則表示，除了商業保險之外，一般失智或失能的民眾，其實可以試試以下四種尋求補助、降低自行支付開銷的管道：

1 有工作者，勞保補助大：

屬於「在職保險」的勞工保險（過去叫作「殘廢給付」，現在則叫「失能給付」），申請單位是「勞保局」。一般商業殘廢險殘廢等級共有十一級七十九項；但勞保殘廢等級則有十五級二二一項（勞動部勞工保險局網站提供查詢）。所以，給付的範圍比商業殘廢險更廣。

二〇〇九年一月一日後，勞保給付從以往的「一次性給付」，改為「年金化（即可分年給付）」。此外，如果勞工因職災發生「重殘（一至三級殘）」，且「終身無任何工作能力」，除了可領取二十個月「失能補償一次金」外，還可再額外每月領取「失能年金」。

至於所領金額，都是與投保薪資掛鉤。以重殘且終身不能工作爲例，所領取的「失能年金」計算公式如下：

（一至三級殘）每月勞保失能保險金＝投保薪資×年資×所得替代率（一・五五％），且每月不得低於四千元。

如果在二〇〇九年一月一日實施勞保年金制度之前已有勞保年資者，可以選擇一次請領失能給付，其計算公式如下：

一次請領失能給付＝發生保險事故當月起前六個月平均實月投保薪資／三十天×天數（一級殘一千二百天、二級殘一千天、三級殘八四〇天，且如果是因爲職業災害所造成，天數可以再加五〇％。以職災造成的全殘爲例，則是可以乘上一千八百天）。

2 無工作者，別忘了國民年金：

凡是年滿二十五歲、未滿六十五歲，在國內設有戶籍，且沒有參加勞保、農保、公教保、軍保的國民，只要是按時繳納國民年金（申請單位也是「勞保局」），就可提出申請補助。假設同樣是重殘及終身不能工作，則可以按月領取「身心障礙年金」，其計算公式如下：

身心障礙年金＝月投保金額（第一年之基期爲勞工保險投保薪資分級表第一級）×年資×所得替代率（一．三％），且最低也不得低於四千七百元。

舉例來說：

一八二八二元（投保金額）×五（年資）×一．三％（所得替代率）＝一一八一。

但因爲有最低給付金額下限限制，所以，每月可領四千七百元的補助（假設被保險人具有勞工保險年資者，得將勞保年資予以併計）。

當然，除了國保之外，也許有民眾還有農、漁保險、公教保或軍保（可分別向「勞保局」、「臺銀人壽公教保險處」或「臺銀人壽軍人保險處」申請）。但這幾種保險都是「一次性」給付，且保障項目沒有勞保好（事實上，只有撫卹及退休金保障，會比勞工優厚許多）。

3 領取「健保重大傷病卡」可以免「自費部分負擔」：

雖然沒有每月補助金額，但如果能夠拿到重大傷病卡，至少看病時，原本要民眾自費的「部分負擔」，就可以不用再付了。

4 領取「身心障礙手冊或證明」，中、低收入戶還可享有一定的政府補助：

依據《身心障礙者權益保障法》，領有身心障礙手冊者，假設家庭總收入符合補助基準，將可申請日間照顧及住宿式照顧費用補助，它是屬於社會福利及救助性質。只不過，由於近幾年國家財政吃緊，所以相關的審核條件已經越來越趨嚴格（相關資源及補助，請見一九六頁附錄）。

絕招三：「風險自留」及「預做儲蓄」

除了以上投保與尋求補助、降低自費支出的方式外，陳宏恩也不忘指出，保險的給付是錢，自己存在戶頭的也是錢。而其中的差別則在於：保險不會給付青春跟健康，也不會理賠已有疾病。

也就是說，就算無法投保，他建議採取「風險自留」的方式來規畫，可以自己存錢準備，因爲保險只是轉移風險的方式之一，並非全部。

張國鼎認爲，以往，財務專家都會建議民衆，至少要準備半年的費用，充做緊急預備金。「這是因爲現代上班族，比以前更容易因爲大環境問題而失業。」以及失業時間拉長的浪潮下，特別是年輕人更要將緊急預備金，放寬到一年才是，也不能只靠勞保或國保，不再額外買商業保險或額外儲蓄。

他進一步提醒，平常就應該要「未雨綢繆」，因為政府所提供的資源都只是最基礎的給付內容，只是讓民眾「不至於餓死」，甚至還可能因為條件不符合而看得到吃不到。

至於不足的部分，張國鼎認為，就必須靠保險及儲蓄來補足。因此，他建議每一個人都應該透過儲蓄，或是穩健投資的方法，及早規畫及準備醫療帳戶（例如五十萬元至一百萬元或更多），以便讓自己得到更好的照顧品質。

絕招四：別忘了親友的輔助力量

在少子化的影響之下，現代人一旦生病，主要得依賴「經濟」與「社會資源」這兩大支柱。其中的「經濟」，就是指過去的儲蓄，以及所買的保險；至於「社會資源」，則可能來自親朋好友或是政府。

看盡不少生老病死殘人生百態，台北市立萬芳醫院家醫科廖俊凱醫師就不忘強調，就算保險與資金都準備充足，但也千萬不要忽略親朋好友在精神上，或實際行動上所給予的支持。

提醒：勞保給付最划算，退休前先仔細盤算

近幾年來，許多年資已符合退休的勞工，會選擇提前退休。但朱華楨卻建議，如果還有體力工作，且老闆不會「趕人」的情況下，倒也不必太早就急著退休。

因爲萬一沒有投保相關保險，身邊也沒有多餘的財產可以支應，至少在加入勞保的工作狀態下，還有勞保失能與職災的相關補助，更何況，勞保年資還可以繼續累積。

朱華楨解釋，由於勞保費的負擔是「政府一〇％、公司七〇％、自己二〇％」，所以，如果是員工，因爲自付保費的比率只有二〇％，建議還是可以繼續工作到完全無法下去爲止。但如果自己當老闆，還是早點退休

比較划算。

還有另一種狀況是勞保掛在工會，因爲六〇%必須「自付」，還得要繳交一筆工會的會費。所以，要不要提早退休，還得計算一下持續投保的相關成本再做決定。

第6件事

關心殘扶險

所有年齡都適用，符合殘障標準就理賠

多年前曾有一位大學高材生，在校內打籃球時因不明原因昏迷，急救無效成爲植物人。初步統計，入住護理之家的基本照護費用，一個月約要三萬七千元，但加上必須使用的醫療耗材，等於一年約需五十多萬元的照顧費用。該名大學生的父母申請國賠不成，再向學校爭取了十多年，才獲得學校每年支付四十萬元的承諾。

任何年齡層都可能面臨各種突發的意外，尤其年輕族群在外打拚，風險相較更高，萬一年輕失能，需要照護時間也會比中老年人更長。因此，就更

加凸顯出失能保障的重要性。

腦中風、交通意外都適用

簡單來說，殘扶險就是當被保險人不幸發生符合「殘廢等級表」所列的一定級數時，保險公司就會開始給付理賠金。單從理賠定義上來看，它的保障範圍是「各種殘廢」，似乎與一般人印象中的「長期照顧」沒有太大關聯。但事實上，由於這種保單會定期（例如每年或每三個月）給付一筆「殘廢扶助金」，方便當事人作爲需要長期照顧時，各項定期費用支出的財源補貼，也因此被歸類爲「類長照」險。

而導致殘廢的原因，有可能是因爲疾病（例如腦中風），或是意外（例如交通事故）造成，所以殘扶險的適用範圍，就不一定只是罹患某些容易臥床疾病的老年人專利，可說是所有年齡層都可能會用到的一種保單。

根據金管會二〇一五年五月十九日的函文，作爲殘扶險給付標準的「殘廢程度與保險金給付表」，也有了最新修正版：除了從原本的「十一級七十五項」，擴增到「十一級七十九項」外，原本定義模糊的地方，也提供更明確定義。也就是說，新定義將會對於殘扶險被保險人，用來當作「長期照顧」概念保單時，一個很大的影響關鍵。

給付最高一〇〇%，最低五%

如上述所說，殘扶險的保險理賠金，最主要就是看被保險人是否符合殘廢等級表中所定義的各種殘廢程度。目前殘廢等級表共分十一級、七十九項，主要分爲「神經」、「眼」、「耳」、「鼻」、「口」、「胸腹部臟器」、「軀幹」、「上肢」、「下肢」共九大類別；不同的程度定義、因不同殘廢等級的給付比率，也是從最嚴重的一〇〇%給付，到最輕的五%給付

（見表一）。

至於一般殘扶險的給付項目，最主要的就是「符合殘廢程度」時的一次性給付「殘廢保險金」，以及分期給付的「殘廢扶助金」。

殘廢保險金是被保險人在發生殘廢（一至十一級殘，詳見表一）時，保險公司會按照比率（一〇〇%至五%），給付一整筆保險理賠金。只不過少數保單，並沒有這項「一次給付」的保險金。殘廢扶助金則是發生殘廢（通常是一至六級）時，保險公司會在當年度，或下一個保單週年日起，定期給付一筆依不同比率而定的保險金。有的保單是終身（最高到一百歲至一百一十一歲）給付，有的則有最高給付上限（例如五十次、一百次）。

表一
殘廢等級與給付比率表

等級	比率（%）
1	100
2	90
3	80
4	70
5	60
6	50
7	40
8	30
9	20
10	10
11	5

當然，有些保單爲了做到市場區隔，以及符合特殊保戶的需求，還會增加身故或生存保險金、豁免保費機制，甚至還可以將分期的保險金，一次貼現給付的選擇權。

申請殘扶險理賠必備文件

1 保險金申請書
2 保險單或其謄本
3 殘廢診斷書；但必要時保險公司得要求提供意外傷害事故證明文件（要保人或被保人為醫師時，不得自行出具診斷書，需由其他醫師開立）
4 受益人的身分證明
5 被保險人之生存證明

保險公司開始給付殘廢扶助保險金後，受益人在生存期間，每年第一次申領保險金給付時，應提出可資證明被保險人生存之文件。受益人申領殘廢扶助保險金時，保險公司得對被保險人的身體予以檢驗，必要時並得經受益人同意，調閱被保險人之就醫相關資料，其費用由保險公司負擔，但有些保單不需要此份文件。

選購殘扶險，六大重點不可不知

1 不是每張殘扶險，給付條件都相同

一般殘扶險會同時有「單筆」與「分期」兩種給付方式，但給付時間會有不同。有的會在確定殘廢的當時，同時給付單筆與分期保險金；但有的則會在第一年給付單筆的保險金，並且在次一保單週年日，才開始給付「分期」的殘廢扶助金。

同時拿到這筆錢的好處是：一旦不幸發生殘廢，有金錢需求時，家人可以立即多拿到一筆錢應急，以添購相關設備（如電動床、輔具等）。

其次，如果原本所認定的殘廢等級低，但是日後失能情況卻繼續惡化，有的保單可以提高保險金給付比率（按「殘廢等級高的標準」），並給付差額。舉例來說，若原本只是左眼失明，右眼視力退化，但後來連右眼也看不見了，就達到一級殘的狀況。當然，這個項目並非所有保單都有這樣的設計。

2 並不是只要殘廢，都會拿到相同保險金

以殘廢定期扶助金爲例，並不是發生殘廢狀況時，給付金額都一樣，而是會依照不同殘廢等級，給付不同的金額。

舉例來說，假設每個月殘廢扶助金的給付基準是五萬元，如果是全殘（一級殘，給付一〇〇％）或五級殘（給付六十％）的被保險人，每月可領到的金額就有「五萬元」與「三萬元」之別。

3 給付標準及條件越寬鬆越好

除非預算眞的非常有限，否則，最好要選給付標準與條件不論因「疾病」或「意外」都有給付，而不是只有「因意外所造成的殘廢才給付」。其次，定期殘廢扶助金的給付條件，目前最多的是「一至六級殘」都有給付；但有的只限於「一至三級殘」。因此，在挑選時，也要考慮此一差異。

還有，如果選擇有「保證給付」的保單，就比較不用擔心付出去的保費，可能因爲太早身故而「拿不回來」。此外，有身故或生存（滿期）保險金的保單，雖然也能夠發揮「保費有去有回」的效果。但相對來說，這類保單的保費都較貴，可能要掂掂自己荷包再做決定。

4 選擇不需要定期提供「診斷證明書」的保單

大部分的殘扶險在領取定期殘廢扶助金時，並不用定期提供醫師診斷證明書。只不過仍有部分保單要求必須定期提供醫師診斷證明書，這一點在投保時，也要仔細問清楚。

5 注意「豁免保費」設計上的玄機

所謂的「豁免保費」機制，就是要讓保戶可能在失能、沒有收入，且有大筆開銷之下，不用再多支出一筆保費。但是，豁免保費的對象，有的只限於「全殘（一級）」，有的只限於「一至三級殘」，也有放寬到「一至六級殘」，對保戶來說，當然越寬鬆越好。

6 預算少時，宜捨「終身」而就「定期」保單，且一定要選「保證續保」

目前殘扶險大多是終身型的保單，但也有少數是「一年期」的定期保單。如果保戶想要用較低保費換得較高的保障，建議最好選擇「定期」型保單。但與此同時，爲了避免日後因爲體況變差，而被保險公司拒保，最好選擇有「保證續保」的標的。

第7件事

關心特定傷病險

適合特定疾病危險群，做定期扶助金

萱萱四十歲，有一個國中生兒子，是個單親媽媽。由於父母都有失智的家族病史，擔心自己也成爲失智一族，不想日後造成兒子負擔，當朋友向她推薦一張被歸類在「類長照險」中，「如果失智，可以定期領錢作爲生活照顧之用」的特定傷病險保單時，她二話不說就買單。

根據衛福部統計，二〇一三年國人十大死因中，包括心臟病、腦血管疾病、高血壓，以及腎炎、腎病症候群及腎病變等，皆與特定傷病有關，這也成爲這張保單受注意的原因。

特定傷病險就是當被保險人罹患「契約條款所列的疾病」之一（包括嚴重頭部創傷、中風、癱瘓與阿茲海默症等），且符合一定的「生活無法自理狀態」（失能）時，保險公司就會開始定期給付保險金，作爲當事人各項定期費用支出的財源補貼。

分期給付，適合長期照顧

而與傳統特定傷病保險最大不同，在於絕大多數都是「終身給付一次」爲限；但被歸類爲「類長照險」的特定傷病險，則把一次性給付，變爲「一次性給付」與「分期給付」兩項，後者則可作爲需要長期照顧時，各項定期費用支出的財源補貼。簡單來說，它其實就是一張「部分轉爲分期給付」的特定傷病險而已。

所謂一次性給付，只要被保險人符合保單條款所列的特定傷病之一，保險公司就會根據保額一定比率或倍數，給付一整筆特定傷病保險金。至於分期扶助保險金，則是在當年或次一保單年度，開始定期給付（視保單有最高給付年期或次數限制）；甚至也有在初次罹患特定傷病且持續生存超過一定年期後才給付，或因特定傷病的不同，當被保險人因爲意外或傷害，致成第一至第六級殘廢狀態（有的保單只有第一至第三級殘），且仍生存時，按比例「分期」給付保險金。

此外，部分保單還設計有其他內容，例如身故、生存保險金，以及豁免保費等。除了按照傳統特定傷病險的給付標準——罹患特定傷病外，還必須符合一定的「狀態」，才能領到理賠金（詳見表二）。

表二　四種特定傷病險中，常見理賠項目的定義

	疾病或殘廢程度定義要求	狀態定義要求
嚴重頭部創傷	因意外傷害事故引起的大腦損傷，導致永久性（經6個月治療後仍完全喪失機能）的腦神經功能障礙	經教學醫院神經科或神經外科專科醫師確診，合併無法自理日常生活活動（飲食、穿衣、行動、沐浴、起居、如廁）其中3項以上者
中風	因腦血管的突發病變導致腦血管出血、栓塞、梗塞致永久性神經機能障礙，事故發生6個月後，經腦神經專科醫師認定仍遺留下列殘障之一者：	
	植物人狀態	—
	一肢以上機能完全喪失者（註1）	—
	兩肢以上運動或感覺障礙	無法自理日常生活活動（飲食、穿衣、行動、沐浴、起居、如廁）其中3項以上者
	喪失言語或咀嚼機能者（註2）	
癱瘓	肢體機能永久完全喪失（經6個月以後仍完全喪失者），包括兩上肢、兩下肢，或一上肢及一下肢，各有三大關節（註3）中兩關節以上機能永久完全喪失者（註4）	—
阿茲海默症	慢性進行的腦變性所致失智（須有精神科或神經科專科醫師確診，並經腦斷層掃描或核磁共振檢查確認有廣泛的腦皮質萎縮，但神經官能症及精神病除外）	無法自理日常生活活動其中3項以上者

註1：機能完全喪失是指3大關節中，2關節以上完全僵硬或關節不能隨意識活動。

註2：言語機能喪失，指因腦部言語中樞神經損傷而患失語症；咀嚼機能喪失，指牙齒以外原因所引起的機能障礙，以致不能咀嚼，除流質食物以外不能攝取的狀態。

註3：上肢三大關節包括肩、肘、腕關節，下肢三大關節包括股、膝、踝關節。

註4：指關節永久完全僵硬，或不能隨意識活動超過6個月以上。

註5：以上視實際保單的保障標的與項目而不同。

選購特定傷病險三大重點

1 注意保險金單筆、分期給付怎麼搭

一般類長照的特定傷病險給付項目，雖然都有「終身限領一次」的單筆，以及「分期給付」兩種，但這些保險金的給付前提，不完全相同。

有的是「單筆全殘保險金」搭配「特傷分期給付」；有的不論是單筆或分期給付，其理賠條件都是「罹患特定傷病」。所以，保戶在購買時，一定要清楚保單提供的理賠金，是否符合自己眞正需要。

2 保單最好要有「豁免保費」

大部分類長照的特定傷病險，都有「豁免保費」機制，保障範圍都是「罹患特定傷病」及「全殘廢狀態」兩項。

但並不是每張保單都有這個設計；也有「豁免保費」給付範圍只限於

「全殘或一至六級殘」，並不包括「罹患特定傷病」。然而，一旦保戶罹患特定傷病或全殘，可能面臨失能照護，工作都有困難，而年繳保費負擔沉重，等於領到的錢，都還要拿去再繳保費。

3 特定傷病項目越多越好

目前市面上保單的「特定傷病」保障項目都不同，最少九項，最高則可達三十三項。當然，項目越多，同一性別、年齡的年繳保費自然會比較貴。

但會影響保費高低的，除了項目多寡外，「罹患癌症」是否會給付，也關係重大。一般來說，沒有癌症給付項目的保單，保費相對便宜。對於無癌症家族病史，或是工作、生活環境污染並不嚴重，且預算不多的保戶來說，就可以選擇這類保單。

申請特定傷病險理賠必備五種文件

1 保險單或其謄本
2 殘廢診斷書；但必要時保險公司得要求提供意外傷害事故證明文件（有的保單只有在第一次申請時，才需要此文件）
3 保險金申請書
4 受益人的身分證明
5 申請「殘廢安養生活費用保險金」者，每年申領給付時應提出可資證明被保險人生存的文件

名詞解釋

豁免保費

豁免保費就像幫自己的保單再買保險，如被保險人不幸發生意外，無力繳保費時，仍可享有原保單的保障與權益，不須再繳保費。

第8件事

關心長期照顧險

不是失能就賠，醫師診斷握理賠大權

仲生的父親因爲有家族高血壓病史，所以在五十七歲的中壯年時期，就因爲狀況控制不佳，再加上喝酒，造成嚴重的出血型腦中風。之後就一直臥病在床，生活無法自理，吃喝拉撒全靠仲生的媽媽沒日沒夜的看護。

正因爲有了父親血淋淋的教訓，在出了社會並有工作及收入之後，仲生三兄弟很早就有長期看顧的風險意識，並開始投保一般人都沒注意或知道的長期照顧險，以避免父親的憾事在自己的身上重演。

重點一：哪些狀態能賠？

簡單來說，長期照顧險（簡稱「長照險」）就是當被保險人符合「長期照顧狀態（生理與認知功能障礙）、生活上無法自理（失能）或失智符合一定量表標準時，保險公司就會開始定期給付保險理賠金。

按照金管會最新公布的「示範條款」定義，被保險人（不管是因爲生病或意外）要能符合以下兩者其中之一的規範，才能領得到保險理賠金：

❶ **生理功能障礙**：經由專科醫師，依照「巴氏量表（Barthel Index）」或「其他臨床專業評量表」判斷，在一定期間（最高不超過六個月）以上，

名詞解釋

被保險人

簡單來說，被保險人就是作爲未來「是否可以領取保險金依據」的人。要保人就是「繳交保費」的人；受益人就是「領取保險理賠金」的人。而在長照險中，被保險人與受益人是同一人，但可與要保人不同。

被保險人在「更衣」、「進食」、「平地移動」、「移位」、「如廁」、「沐浴」六項「狀態」中，至少有三項，必須在他人協助下完成、無法自理。

2. **認知功能障礙**：經由專科醫師判定，超過一定期間（最高不超過六個月）以上，持續處於失智狀態，且符合「時間」、「場所」、「人物」三項中，至少二項以上的分辨障礙，且依「臨床失智量表（Clinical Dementia Rating Scale，簡稱CDR）」評估達中度（含）以上（即二分以上），或簡易智能測驗（Mini Mental State Examination，簡稱MMSE）達中度（含）以上（即總分低於十八分）。

重點二：給付內容為何？

由於長照險是配合被保險人，在符合「長期照顧狀態」定義下，就開始提供各項保險金。因此，多數長照險的給付內容，主要是「長期照顧一次保險金」與「長期照顧分期保險金」兩種。

長期照顧一次保險金是指被保險人過「免責期」後，經專科醫師確認符合「長期照顧」狀態時，所給付的單筆保險金。

免責期是保險公司為了防止保戶帶病投保而設，通常為三十日、六十日或九十日不等。

其中「一次性給付」的標準，是依「保險金額」的一定比率或倍數而定。在金管會公布示範條款之前，這部分保險金的名稱並不統一，有的叫作「長期照顧關懷保險金」，有的則叫作「長期照顧復健保險金」。

名詞解釋

專科醫師

由於理賠條件牽涉到失能、失智等狀態的認定，所以需要醫生證明，這邊的醫生是指經醫師考試及格，並完成專科醫師訓練，且經行政院衛生福利部甄審合格。部分保單並沒有特別對「專科醫師」的科別進行規範。

但是，如果要保人或被保險人為醫師時，就不能夠為被保險人開具診斷證明書。

至於長期照顧分期保險金，則是指在領取「長期照顧一次保險金」後，定期分期給付的保險金，通常是以「每年」、「每半年」或「每三個月」、「每月」給付。

一般來說，這筆保險金會在開始領取一次性給付的「次一保單年或月」後才給付；但有些則是在給付一整筆保險金的同時，就開始給付。至於給付標準，則依照「保險金額」，或是「保險金額的一定比率」而定。

當然，部分保單還會再加上身故、全殘、祝壽保險金，以及豁免保費的設計。

申請長照險理賠，先檢查有無符合兩大規範

被保險人要能符合以下兩者其中之一的規範，才能領得到保險理賠金：

1 生理功能障礙

至少有三項在沒有其他人的協助下，不能自行從事：

- □ 更衣
- □ 進食
- □ 平地移動
- □ 移位
- □ 如廁
- □ 沐浴

2 認知功能障礙

至少有二項以上的分辨障礙：

- □ 時間的分辨障礙：經常無法分辨季節、月份、早晚時間等
- □ 場所的分辨障礙：經常無法分辨自己的住居所，或現在所在的場所
- □ 人物的分辨障礙：經常無法分辨日常親近的家人，或平常在一起的人

何謂「免責期間」

免責期間，指的是在保險契約內約定，保險公司針對被保險人發生事故後，不須負責的期間。以長照險為例，是指被保險人經專科醫師診斷，確定為「長期照顧狀態」日開始，且持續符合「長期照顧狀態」達九十天的期間。

舉例假如民眾在六月一日到八月二十九日的免責期間內，發生了長期照顧的給付條件時，保險公司是無法給予理賠的。

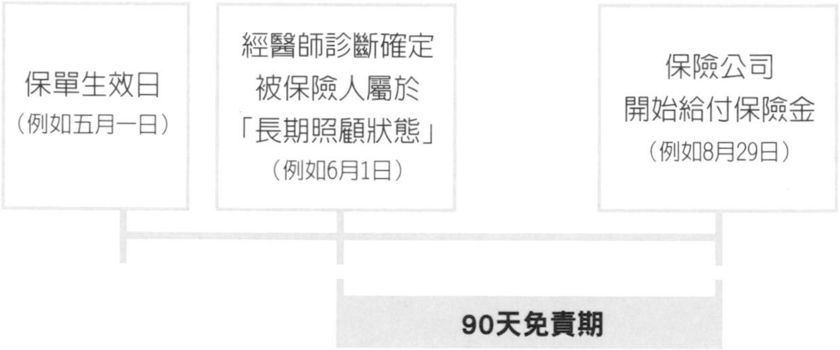

重點三：長照險怎麼買？

1 給付條件較寬的保單優先

要如何定義需要長照的狀態，各家保單都有明確規定，但關於理賠定義的寬嚴，則有不同。

例如一般的「生理功能障礙」的標準是「進食、移位、平地移動、沐浴、更衣及如廁六項中取三項」，但有的保單則放寬到「六項只取其中兩項」，就可以申請保險理賠金，相對較爲寬鬆。

2 「保證給付」期間越長越好

另外，除了一次領取保險金，分期給付是不是比較划算？活得越久領得越多？其實，保證給付期間確實要越長越好，但所繳保費也會相對比較高，投保前，必須從「保障期間長短」與「保費負擔能力」來進行取捨與評估。

3 注意提供診斷證明的要求

另外，一旦認定需要長期照顧後，大多數保單都只要求被保險人，定期提供診斷證明書（部分保險公司要求必須由神經科，或主要科別的專科醫師開具），但有少數保單，還要求同時檢附病歷摘要、巴氏量表、臨床失智評分量表，或其他足以顯示被保險人處於需要長期照顧狀態病因，及其程度的專業評量表。

複查部分，目前多數保險公司是派員，或轉請其他醫院的專科醫師，審查被保險人的狀態，必要時，還可經過被保險人的同意，調閱被保險人的就醫相關資料（費用由保險公司負擔）。

爲了減輕保險受益人的負擔，金管會在二〇一五年七月一日後實施的示範條款，已經將原本「定期提供診斷證明書」，更改爲「每年第一次申請長期照顧分期保險金時」，才需要提供相關證明，但之前所銷售的長照險，則還是要定期提供。因此，給付頻率以「按年」給付最佳，「按月」給付將會造成被保險人的極大困擾。

4 保費要用同一基準做比較

最後要提醒的是，保戶在進行保費比較時，應該要以統一的標準來看。也就是說，保戶應該以「未來每月給付同一金額（例如四萬元）」的標準，來進行同一性別、年齡的年繳保費比較。

申請長照險保險理賠金，先備好四項文件

1 保險金申請書。

2 保險單或其謄本。

3 受益人的身分證明。

4 最近一個月內，醫院專科醫師所開具，符合「長期照顧狀態」的「診斷證明書」及「巴氏量表」或「臨床失智評分表（CDR）」、「簡易智能測驗（MMSE）」、「其他專業評量表」。

同場加映

三種長照險比一比，該買哪種？買多少才夠？

台灣人口快速老化，長期照顧需求提高，據衛生福利部二〇一〇年國民長期照顧需要調查預估，到二〇三一年，全國失能人口將逾一百二十萬人。

儘管立法院加快速度完成《長照法》三讀，但大部分人仍會擔心社會保險不

	殘扶險
	11級79項殘廢等級
	殘廢保險金： · 按不同殘廢等級，終身給付一次 · 有效期間內達到殘廢標準就給
	殘廢扶助金： · 按不同殘廢等級定期給付 · 有效期間內達到殘廢標準的次一年
	多數不需要
	疾病：30天（癌症則需90天） 意外：無
	視個別保單，有的有90天免責期，若因意外，除非能立即判定者，否則要經過6個月治療後的結果為基準判定

表三　殘扶險、特定傷病險與長期照顧險保單給付差異

理賠定義	傳統長照險	類長照險 特定傷病險
	「失能」或「失智」	最多30項左右的特定傷病＋失能
一次給付	長期照顧保險金： ・終身一次 ・有效期間內達長期照顧狀態的90天後	特定傷病保險金： ・終身給付一次，但有的保單沒有 ・大部分特定傷病的診斷確認，都須超過6個月（180天）以上
定期給付	長期照顧療養金： ・定期給付 ・有效期間內，達長期照顧狀態的免責期後即開始給付，或視保單領取頻率規定的次一年、半年或3個月給付	特定傷病扶助金： ・定期給付 ・有效期間內，達到特定傷病標準的次一年
定期提供長照狀態證明	需要	不需要
等待期	無	疾病：30天（癌症則需90天） 意外：無
免責期	90天	除重大手術外，大部分特定傷病的診斷確認，都必須超過6個月（180天）以上

資料來源：彙整自保發中心保單資料庫、各壽險公司保險商品網頁

足，轉而購買商業長照險。如前介紹，市面上「長期照顧」相關概念保單有三種：殘扶險、特定傷病險與長期照顧險，表三告訴你保單給付差異。

評估保單常見的三個問題

不同保單內容都關係未來理賠，及是否與當初所預期的風險相匹配。以下列舉在評估長照保單時，最常見的三個問題：

Q1 理賠不易，我真的該買長照險嗎？

A 考慮家族病史、收入能否負擔保費

對長照險略有涉獵卻又裹足不前的民眾，最擔心的就是「只有很嚴重、躺在床上才會理賠，怕買了保險根本拿不到任何保險金。」

買保險的最大考量，應該是「自己最擔心什麼」？永平財務顧問公司總經理朱華楨就認爲，要先釐清買保險的觀念，因爲買保險不是爲了賠償所有的損失，而應該是針對「自己無法預料的大型風險及損失」進行考慮。

台北市立萬芳醫院家醫科醫師廖俊凱也進一步補充，任何傷害都可能造成輕、中或重度的失能。而買保險，就是爲了能在短期間最困難的時候，透過保險理賠金來減輕家庭負擔，對於是否要買這類保險的看法是：是否有相關家族病史？收入是否足以負擔保費？如果有以上的疑慮，恐怕就沒有「不買」的選擇，頂多是「買哪種保單」與「買多少」的問題。

Q2 三種保單，我該買哪一種？

A 先確認保單名稱，再看給付難易度

具有相關保險證照的勞資雙贏企管顧問公司顧問張國鼎，首先就提

醒，千萬不要只聽業務員說是「長照險」就買，最好看一下保單的名稱，以及有哪些給付內容。

目前只有傳統長照險，才有「長期照顧」這四個字；如果是類長照險的特定傷病，在保單名稱中，就一定有「特定傷病」這四個字；而如果是殘扶險，多數會有「殘廢」或「殘扶」這兩個字，但如果只有「××定期或終身壽險」的字樣，那通常是指額外含有全殘扶助金的壽險商品。

錠嵂保險經紀人公司台北營業處業務主任陳宏恩提醒，先從保單名稱初步辨別後，再用「給付難易度」選擇保單。在這三種保單中，專家最推薦給付較容易的殘扶險，其次是長照險，最後才是定義最嚴格、最不容易領到理賠金的類長照之特定傷病險。

與此同時，張國鼎更進一步補充，不論是疾病或意外造成的各種殘廢都有給付的殘扶險，應該是一般民眾必買的選項，而且殘扶險是在預算不多的前提下，可以用來取代傳統意外傷害險的重要保單。

Q3 我需要買多少金額，保障才夠？

A 至少要涵蓋失能時的相關花費

以殘廢險或殘扶險的保額設定來舉例，陳宏恩建議可依照選擇長照機構，或是自聘外籍看護而定。舉例來說，如果未來要聘請外籍看護，固定費用就是聘雇費，頂多再加上其他耗材（尿布等）的開銷；如果選擇機構，則以機構的月費，再加上耗材的總額爲標準。

但張國鼎則進一步建議，簡單概算之後，保額應該要等於，或者大於壽險保障的二倍，他解釋，原因在於：一旦面臨殘廢失能狀況，最好備足自己與家人（被照護者與照護者）兩筆花費。

主附約價差很大，投保前先試算

一談到要投保，大家最好奇的是，講了這麼多，投保長照險到底需要多少錢？接下來即是以案例試算方式，讓你更容易理解（見一五七頁案例與三個試算表解說）。

經由案例試算，可以看出，雖然一旦在繳費期滿（二十年）後立刻發生全殘狀態，並且領到該保單所規定的最高期限，保戶總領保險理賠金，幾乎都高過總繳保費一定倍數。

要提醒的是，以上是以「全殘」，也就是給付最高的狀況進行推估。也就是說，如果保戶所發生的狀況，只有很輕的七級殘，則所領金額多數就降到比總繳保費還要低。有些並不是依照殘廢等級表，且失能狀態不符合長照險或類長照之特定傷病險的保單，其給付金額根本就等於「〇」。

也就是說，如果你沒有買到最便宜的長照險或是類長照險，此生又完全

以下三表，都是以三十歲男性、二十年期繳費，繳費期滿後第一年發生全殘時，總繳保費與最高可領保險理賠金金額爲例。

長期照顧險試算

名稱	保單特色	給付內容	20年總繳保費	繳20年後發生全殘／7級殘總領金額
A保單 終身長照 主約	須定期給付 診斷證明	身故＝保費×故 ＝保費扣已領 單筆＝保額×筆 ＝倍 月領保額（最高 15年）	18萬3,000元	．全殘：190萬元 ．七級殘：0元
B保單 終身長照 主約	殘廢或長照 擇一給付	單筆＝保額×筆 ＝倍 年給保額×給保 倍（最高16次）	21萬7,000元	．全殘：104萬元 ．七級殘：0元

沒有發生可以順利領取到保險理賠金的嚴重失能狀況，不但保費負擔相當沉重，未來也有可能一毛錢保費都拿不回來。

繳20年後發生全殘／7級殘總領金額
·全殘：1,121多萬元 ·七級殘：115.2萬元
·全殘：175萬元 ·七級殘：22萬元
全殘：0元（因20年滿期後就沒保障） ·七級殘：0萬元
·全殘：290多萬元 ·七級殘：4,000元
·全殘：240多萬元 ·七級殘：96萬元

殘扶險試算

名稱	保單特色	給付內容	20年總繳保費
A保單 終身殘扶險 主約	·身故保險金不扣已領保費 ·需要定期提供診斷證明	·全殘＝保額×24年給保額×給保（最高50次） ·身故＝保費×身故＝保	220萬3,200元
B保單 終身殘扶險 主約	·無身故保險金 ·不須定期診斷證明	·全殘：保額＋復健保險金（保額×殘：保） ·月給保額×給保（最高120個月）	16萬8,000元
C保單 意外險附約	·只限意外才給付 ·保費計算以「第一職業類別（例如坐辦公室的文書工作者）」為例	·每月給付保額×月給付保額（最長15年） ·全殘保險金＝保額	15萬元 （含不分紅定期主約100萬元之保費）
D保單 殘扶險附約	·有「保證續保」 ·購買保額：50～500萬元 ·主約附加在「新定期壽險」，但未註明最低購買保額	·全殘＝保額／每月給付保額×月給（最長20年）	4萬715.2元 （含主約50萬元之保費
E保單 殘扶險附約	·有「保證續保」，最高到80歲	·全殘＝保額 （所有給付超過保額時，則契約終止）	72萬2,632元

註：以上如果是附約，則必須依照該保險公司規定，購買最低金額的主約，一般最少是10萬元。

給付內容	20年總繳保費	繳20年後發生全殘／7級殘總領金額
身故＝保費×故＝保費扣除已領年給保額×除已倍（最高領到99歲）	216萬元	・全殘：540萬元 ・七級殘：0元
・月領保額×領保（最高120個月） ・滿期金（到85歲）＝保額、總保費或保價金最高者	87萬3,450元	・全殘：207多萬元 ・七級殘：0元
特傷＝保額×額＝倍/每月給付保額	11萬2,800元	・全殘：670萬元 ・七級殘：0元
特傷＝保額×傷＝倍 次年每年給付保額×年每倍（最高到99歲） 生存金＝ 第30年給付保費總額 身故＝保費×故＝保費扣掉已領	616萬8,000元	・全殘：616多萬元 ・七級殘：0元
特傷＝保額×傷＝倍 月給保額（最高10年，且保證給付）	14萬3,200元	・全殘：0元 （因為保障只有20年） ・七級殘：0元

特定傷病險試算

名稱	保單特色
A保單 終身特傷主約	·9項特定傷病，沒有包括癌症 ·給付無上限
B保單 終身特傷主約	·還本型（有滿期保險金） ·10項特定傷病
C保單 終身特傷主約	·不須定期提供診斷證明 ·沒有身故保險金 ·給付無上限 ·有豁免保費設計
D保單 終身特傷主約	·還本型 ·給付無上限 ·有9項特傷 ·有豁免保費設計
E保單 終身特傷主約	·15項特定傷病 ·20年繳費只保障20年

給首次購買者的五個建議

建議一：優先買殘扶險，長照險其次

陳宏恩表示，買保險不難，但能不能申請到理賠，最重要就是看清楚理

賠的條件。所以，他建議，殘扶險應該最優先投保，其次才是傳統長照險。張國鼎也進一步表示，在殘扶險部分，「疾病與意外均有理賠」的保單，優於「只限意外才理賠」的保單。

建議二：青壯年買定期，中老年混搭買

因爲三種保單都有理賠定義模糊的地帶，陳宏恩認爲，除非發生最嚴重的重症，否則很有可能買了保單，卻得不到任何理賠金。

另外，終身型保費比定期型的貴，所以，他建議青壯年（四十歲以下）的人，可購買定期險；如果是中、老年人（大於四十歲或五十歲以上），則可以根據個人的財務狀況，採用「混搭」的方式。因爲只要是不還本的終身型保單，保費其實還算「親民」；且與年輕人相比，中老年人受到通膨因素影響的時間較短。朱華楨也建議，如果是預算不多的人，應該優先選擇「不還本（沒有身故保險金）」的殘扶險。

建議三：一定要確認有無「豁免保費」

當然，像長照險這類定期險，最大的問題在於：如果保單沒有「保證續保」，保戶之後很容易被保險公司拒保，並且無法再繼續享有一定保障。所以，保戶即使在選擇一般定期險時，也一定要選有「保證續保」。

另一個同等重要的選擇標準，則是「是否有豁免保費」。陳宏恩指出，殘廢險最常見的保費豁免是「發生一至六級殘（少數為一至十一級殘）」。當然，也有完全沒有豁免的。先搞懂保單有無豁免，才不至於在發生殘廢狀況之後，還需要負擔保費，造成更大的經濟壓力。要注意的是，若保單是附約形式，則幾乎沒有豁免保費的機制；而且必須搭配主約一起購買，所以，還要同時計算購買主契約的保費成本。

當然，有保證給付期可省去申請給付上的麻煩（保證給付期間免附殘廢診斷書，或是被保險人的生存證明文件），如果被保險人在保證給付期間身故，受益人還可以請領「未領完餘額」。

建議四：下決定前一定要試算

不同公司的商業長照險價差不小，建議可以設定統一的標準，來比較商品的C／P值。再提醒一次，由於有些長照險商品為附約形式，因此，需要一併購買主約，主約的成本一定要納入你的考量。

建議五：留意保險公司體質，免得吃虧

商業長照險多屬終身險，因此保險公司是否能夠永續經營就相當重要，否則若在年輕時購買保單，等到老年時保險公司卻倒閉（或被安定基金承接，但打折理賠），會因此得不償失，因此務必慎選財務健全的保險公司，不要指望每一次政府都會交由全民買單。

同場加映

哪張保單最易理賠？專家教你看門道

由於一般大衆並不具醫療專業，再加上保單條款文字過於生硬與難懂。所以，一般民衆對於這三種「長照險」的最大疑問，還是來自於：到底哪一種保單「比較容易拿到理賠」？

只不過，在請教過相關的專科醫師之後，答案恐怕依舊會讓想買的民衆「無所適從」。事實上，保單容不容易理賠，主要是看「定義（理賠基礎）的寬鬆與否」，以及「有沒有其他請領的限制條件」。

首先在最關鍵的變數——定義部分——錠嵂保險經紀人公司台北營業處業務主任陳宏恩就解釋，由於長照險主要是依「狀態」來定義，類長照之特定傷病則必須同時符合「疾病」與「狀態」；而殘扶險則是「殘廢等級」，可參考項目較多。所以，他認爲最最嚴格，且最不容易領到保險金的，是

「類長照之特定傷病險」。

對各種保單條款頗有研究的台南奇美醫院復健部主治醫師黃景燦則進一步補充說明，以理賠難易度來看，是可以得出「殘扶險優於長照險，而長照險又優於類長照之特定傷病險」的說法，但他也坦承，這裡面細節爭議太多，實在難以這麼簡單一言以蔽之。以下是醫師們的三個提醒：

提醒1：理賠不是醫生說了算，判定權在保險公司

或許有的人會認為，只要請醫生幫忙認定即可；但是在不同主客觀認知下，並不是每一位醫師，都願意照著保單給付標準條款，一字一句「完全照抄」。台北市立萬芳醫院家醫科醫師廖俊凱便說，即使病患要求，照著保單條款上的文字來開立診斷證明書，他也不會照做。醫師們提醒：所有狀況都必須「視個案而定」；而且最後決定賠或不賠，完全視保險公司的理賠判定，不能只憑業務員的說法，就認定一定拿得到理賠金。

提醒2：看個人需求，長照險不一定比殘扶險難理賠

「失能時，長照險比殘扶險難理賠？」國泰人壽理賠部經理李幼蓮不表認同，她進一步解釋，理賠是依據條款來處理，長照險與殘扶險是針對不同客戶需求做設計，長照險是針對不論成因，只要符合長看照護需求的客戶提供保障，包括老化導致的體虛情形；殘扶險則是針對因疾病或意外導致符合殘廢等級表的各項殘廢程度提供保障；所以二種商品不適合直接做理賠難易的比較。

舉例來說，如果因意外傷害造成下半身癱瘓，無法自理大小便，但卻不影響原本的工作能力，則可能因同時符合長照險「六取三」，以及殘扶險的「下肢機能障害」的理賠標準，就能夠同時領得到長照險及殘扶險的保險金；但如果因高齡導致肢體關節逐漸老化，日常生活程度已嚴重退化達到長照險「六取三」的理賠標準；但殘扶險部分，因純屬老年退化而非疾病或意外所導致者，就不符合殘扶險理賠給付要件，且領取不到殘扶險的保險金。

「因此，絕不能說哪一種保單『比較容易領得到保險理賠金』，而必須視當事人的保障需求及預算來決定。」李幼蓮表示。

提醒3：影響變數多，不是買了長照險都會理賠

正因其中的關鍵變數實在太多了，保戶首先就絕對不能有「只要買了長照相關保單，所買的保單就一定會理賠」的想法；其次在選擇的時候，恐怕要通盤考量「自己一旦發生長期照顧狀態時，相關費用準備得夠不夠」、「現有的保費預算多寡」，以及「個人家族病史」等因素，才能做出最佳決策。

一次搞懂三種理賠定義

爭議1：無法從事任何「工作」

由於殘扶險是商業保險、與經濟補償有相當的關聯，所以，條款裡所指

的「工作」，通常是指「與收入報酬有關」的工作，且同時包括「受雇」以及「自行創業」。「無法從事任何工作」及「可從事輕便工作」兩者在條款上並無明確定義。但在理賠實務上，會做以下的解釋：

（A）無法從事任何工作：在理賠實務定義，是指當事人無法從事任何可獲取收入報酬的工作。

（B）勞動力明顯低下：在舊保單中是指「可從事輕便工作」，而所謂的「勞動力明顯低下」，主要是與「一般人相比」。也就是說，相對於「完全無法從事工作者」，勞動力明顯低下的當事人是屬於「有工作能力，只是與一般人表現出來的程度有差異。」

舉例來說，如果能從事在家工作（如自營資源回收）以賺取收入，就不符合「無法從事任何工作」的定義。同樣以紙張分類的回收工作來說，勞動力明顯低下者，是指對於紙張分類的速度及正確性，可能就不若一般人。

要提醒的是：殘扶險保單是否能拿到理賠，保險公司理賠部門人員會綜合專科醫師對當事人的疾病診斷（例如神經障礙程度如何），實地派員了解保戶的實際生活、工作狀況後，綜合研判適用的殘廢等級。

且有關神經障害殘廢等級的理賠認定，理賠人員會依據條款進行完整判斷，不會單就保戶是否屬「輕便工作」，或是「日常必要生活一部分須人扶助」而認定。

簡單來說，一位認知、言語、情感、意識清楚正常的年輕人（即無中樞神經系統障害問題），但客觀上僅從事簡單、不費勞力的工作，是不符合條款所約定的神經障害殘廢等級程度。

爭議2：「部分」、「全部」須他人協助

一般醫師與保戶常無法理解的另一個理賠名詞，就是「部分」、「全部須他人協助」，或「日常生活尚能自理」這些的定義（見表四）。

爭議3：中樞神經殘廢障害程度

常讓保戶疑惑的定義，就是「極度障害」、「高度障害」與「顯著障

表四　殘扶險理賠，「部分、須協助」解釋空間大

名詞	類長照險理賠實務上的解釋
全須他人協助	維持生命必要的日常活動（也就是更衣、進食、平地移動、移位、如廁、沐浴6項）中，假設6項活動都需要他人幫忙才能完成
部分須他人協助	由於條款中並未明確定義「部分」是指「其中1項、2項，或是5項」，因此，各保險公司理賠部門還是會視專科醫師的診斷（註：專科醫師的診斷是以程度的輕重，而非項目的多寡來判定），以及個別的保戶實際生活狀況，進行綜合性的評估，以判斷是否符合因「高度神經障害」，而導致維持生命必要之日常生活活動的一部分須他人協助
日常生活尚能自理	以上6項活動中，雖然完成得很困難、結果也可能不是很整齊或標準，但至少不需要他人的幫忙就能完成上述活動

資料來源：國泰人壽理賠部經理李幼蓮

害」區分，它通常是代表中樞神經殘廢或障害之嚴重程度大小，通常極度障害最嚴重，高度障害次之，接著才是顯著障害。極度障害＞高度障害＞顯著障害。

特別值得保戶注意的是：由於條款及醫學臨床上也無使用百分比的定義，故無法以百分比衡量障害程度。

新版殘扶險給付表，三改變解決理賠糾紛

自二〇一五年八月四日起，殘扶險內容新增舊表所不理賠的四項殘廢程度，由原先的十一級七十五項增爲七十九項（見表五）。

國泰人壽理賠部經理李幼蓮首先指出，新的「殘廢程度與保險金給付表」主要爲了減少常見的理賠爭議，讓保戶在看條款文字時，不容易產生誤解或有不清楚的地方。只能說「新、舊條款意思是一致的」。

表五　殘扶險新增四項殘廢程度定義

殘廢項目及程度	殘障級數	給付比率
中樞神經系統機能遺存障害，由醫學上可證明局部遺存頑固神經症狀，但通常無礙勞動	第11級	5%
脾臟切除者	第11級	5%
脊柱永久遺存運動障害者	第9級	20%
一手拇指及食指以外之任何手指，共有二指以上缺失者	第11級	5%

資料來源：殘廢程度與保險金給付表

她認爲，新、舊「殘廢程度與保險金給付表」的差異有三大方向：

第一：舊表以法律性文字爲主，一般保戶較難理解，新表則傾向於使用醫學專業名詞的敘述。舉例來說，「由醫學上可證明局部遺存頑固神經症狀」的「頑固」，主要是指「症狀『不可逆』」而言；至於「局部」，則是相對於「全部」的說法。

若以腦中風爲例，就是指像偏癱、僅視神經受損等情形；再以阿茲海默型失智爲例，則是只有「認知」能力不如平常人，但吃飯、穿衣等功能，則完全沒有問題。又例如「頹廢症狀」，也是醫學專有名詞，主要是指「影響人體生理功能的表現」。

李幼蓮表示，這次修改主要是應金管會要求，且在「費率不變」之下，將文字定義更「明確化」，且新增部分項目。例如過去障害從「極度」、「高度」到「顯著」障害，但新表中已經包含更爲寬鬆的障害程度，不限於「顯著」障害以上方能獲得理賠。

第二：舊表中文字定義比較模糊的「大部分切除主要臟器者」，也加入了「任一臟器」切除「二分之一」的清楚文字。過去以腎臟切除為例，有的保險公司要「切除一側的腎」才會理賠；有的保險公司則是當一側腎臟切除一半，就會理賠。

第三：過去常常造成理賠爭議，一般民眾多「誤」認為是屬於「主要臟器」的「脾臟切除」部分，也清楚明定屬於第十一級殘。

新修正定義中加入醫療用語，台南奇美醫院復健部主治醫師黃景燦表示認同，將有助於開立診斷證明之用。但是，關於「工作能力」部分，他依舊認為很難由醫師來單獨判定，恐怕仍將造成醫病緊張。

此外，他表示有關「中樞神經障害」部分的第一與第二級，在新修正版本中，確實較為明確且不易產生歧義。但歸屬於第二級（長期臥床、無法自行翻身）以及第三級（無工作能力，但日常生活可自理）殘廢的新修正定義敘述，卻反而可能會讓醫師與病患間，出現較多爭議。

第9件事

關心保險不足又沒錢買？

快學舊保單活化

手上沒有餘裕，卻想投保長照險，當保險公司推出保單活化，可把壽險保單變年金險、健康險，一般保戶應該轉換嗎？

六十五歲的陳大姐，在正式向公司提出退休申請，準備開始人生的第二春時，卻傳來大她三歲的親哥哥中風臥床消息。由於哥哥一家經濟狀況也不是很好，照顧哥哥的工作，就落在大嫂一個人的身上。

這時，陳大姐才突然想起，自己手上只有一張二十年前買的，保額才二百萬元的終身壽險保單。如果自己未來不幸發生需要長期看護的狀況，這張保單一點都幫不上忙。

就在她心煩意亂的時候，看到新聞報導說，金管會已經開放保險公司提供「保單轉換」的服務，讓她有機會將這張保單得以「活化」。

所謂的「保單轉換（保單活化）」，眞正的專有名詞是「功能性契約轉換」。而透過這樣的轉換，保戶可將已買多年、累積達一定保單價值準備金的「終身壽險」，轉換成保險公司特別推出的保單。

事實上，壽險公司過去就有提供保戶保單轉換的服務，但多半局限在同類型保單轉換，例如，在壽險保單間轉換（定期壽險轉終身壽險）。

但爲了因應高齡化社會的老年生活需要，金管會在二〇一四年八月底前，通過了「人身保險業保險契約轉換及繳費年期變更自律規範」修正案，

名詞解釋

保單價值準備金

簡稱爲「保價金」，它可以視爲保戶「所繳交保險費總額」，扣除相關必要成本之後，「暫存」在保險公司內，以便用來支應未來保險（理賠）金給付的金額。

讓民眾可以在不增加保費支出的情況下，選擇將含有「死亡保障（身故保險金）」的保單，轉換成健康險（含長期照顧險）或年金保險，也就是擴大轉換標的，可在不同跨類型間轉換，讓保戶可以將傳統的壽險保單轉換到自己用得上的產品上，換取老年時醫療，或生活上的資金需求。

已有壽險保障，可考慮轉換

表面上看起來，保單轉換只是兩種不同保單間的互換，但其中的眉角、規定與程序，並不如一般保戶所想的那麼簡單、容易。

首先，到底需不需要將壽險保單轉換成其他保險？以下兩種情況下可以考慮：一是已經具備壽險保單保障者；二是該舊保單的預定利率偏低者。

這兩種情況的保戶，可考慮視個人需求，換成年金險、住院醫療險或長期照顧險（見左圖）。

舊壽險保單該不該轉換，三步驟判斷

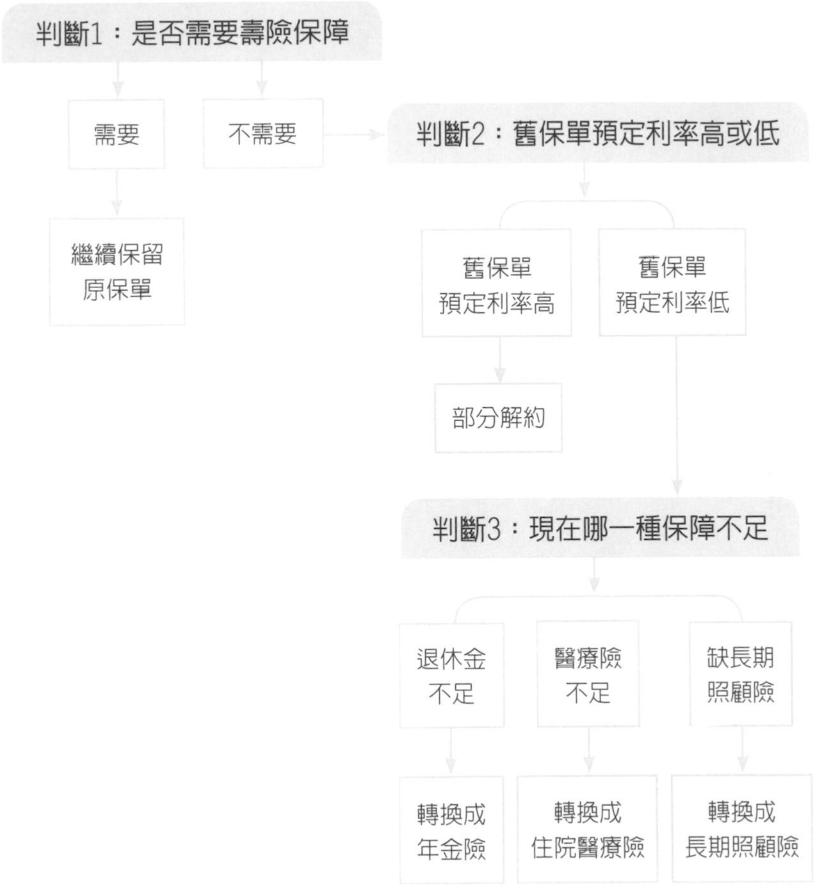
判斷1：是否需要壽險保障
需要
不需要
繼續保留
原保單
判斷2：舊保單預定利率高或低
舊保單
預定利率高
舊保單
預定利率低
部分解約
判斷3：現在哪一種保障不足
退休金
不足
醫療險
不足
缺長期
照顧險
轉換成
年金險
轉換成
住院醫療險
轉換成
長期照顧險

目前僅開放特定保戶申請

如果確定想要轉換保單，在申請前，有下列三個重點必須注意：

1 依金管會規定，保單轉換必須由保戶主動提出，壽險業不能主動促銷保單轉換。目前只開放擁有「已繳費期滿、特定終身壽險商品」的保戶，隨時可以提出申請辦理。

2 適合三大族群：包括已經投保終身醫療險，但覺得醫療保障仍不足者；或有年金險，但希望增加退休後生活費者；以及沒有長期照顧險，但是有長期看護需求者。

3 目前已有中壽、台壽、南山、富邦、國泰、新光人壽等六家保險公司，開辦此服務，有興趣的保戶可以親自到保險公司臨櫃辦理，或是委由服務人員辦理。

能夠申請轉換的保單，除了必須是非投資型的壽險保單，也就是具有一定「保單價值準備金」的保單。除此之外，原保單如果有以下的情形，就不能夠申請保單轉換：

1 契約已停效。
2 保單已變更為「減額繳清保險」或「展期定期保險」。
3 已墊繳或已借款還沒有全數還清者。
4 契約處於「豁免保費」中。
5 已領取殘廢保險金，或是已罹患重大疾病者。
6 正在向保險公司請求給付保險金期間。
7 以支票繳交續期保費，但還沒有兌現者。
8 以「次標準體」承保者。
9 被保險人在轉換當時的保險年齡，還不滿十六歲時。

名詞解釋

減額繳清保險

指保戶在按時繳交保險費，且有累積相當金額的保價金時，可以利用其作為一次繳清的躉繳保險費，改為險種相同、保障期間相同，但是保額較低的保險。

而最重要的是，只能換同一家投保公司所限定的年金險、終身醫療險，或是長期照顧險；由於保戶可以依照自己的需求，選擇「部分」轉換，或者是「全數」轉換，所以，這裡要特別注意的是，日後身故時，身故保險金會因此減少。

三年之內都可反悔

萬一轉換保單後反悔了，也不用太擔心，根據金管會的規定，保戶轉換後如果反悔，三年以內都可以轉換回來。但是以下情形除外：

1 不能舉證保險公司有「不實引導轉換」的情形。

2 自轉換生效日起三年後，才主張撤銷該次轉換，而且也無法舉證保險公司有不實引導轉換的情形。

3 保單轉換後，新契約已開始給付保險金，或是已有申請理賠紀錄。

申請保單轉換，須經四個程序

1. 保戶主動提出申請
2. 進行評估
（須填「功能性契約轉換適合度評估確認書）
3. 體檢
（轉換為健康險時可能適用）
4. 遞出申請文件

名詞解釋

展期定期保險

利用保戶所累積的保單價值準備金，採用「躉繳」（整筆保費一次繳交）方式，在「保額不變」情況下，將原本保險契約效力持續到某一特定時日。而在保單轉成展期定期保險後，新保單的保障期間，會短於原本的保險期間。

舉例來說，原本是一百萬元、二十年期繳費的終身壽險，已經繳了十年，保戶可拿其中的保價金，換成同樣保額一百萬元的定期壽險，期間可能變爲二十年期，但仍比原本終身保障期間短。

結語

專家告訴你，不同世代的心理準備

「長期照顧是一座幽暗空谷，深不見底，有可能會拖垮一家子人」，長期輔導長照家庭，看盡許多「久病床前無孝子」人生百態的衛福部草屯療養院老年精神科醫生沈政男感嘆，「照顧失能失智的家人，有兩成想自殺、每六人有一人想殺人。」要如何避免長照悲歌不斷上演，不管你現在是三十、四十或五十歲哪個世代，預先做好準備，對於自己與家人，都是一種慈悲。

在保險公司擔任業務主管的楊瓏元，在二十八歲那年，父親中風倒下，一病就是十八年，期間經過三次小中風，進出醫院無數次。他最怕聽到暗夜電話聲響，因爲，電話那頭一定是母親從醫院急診室傳來的急切聲音：父親又住院了。幾度從鬼門關搶救起父親，他常想：這樣擔心受怕的日子，到何時才是個頭？

身爲獨子的楊瓏元，背負傳宗接代的壓力，前後也交過兩任女朋友，但是，當女方得知他家中有一位需要長期照顧的中風父親，就紛紛打退堂鼓，楊瓏元表示，他到三十多歲都還不敢想結婚，因爲光父親一個月的醫藥費，就是一大筆開銷，如果結婚生子，經濟壓力將更爲沉重。雖然有母親照顧，但長年下來，他也擔心母親撐不住病垮了。在經濟、家庭因素的考量下，直到父親過世之後，他才敢娶妻生子，開始正常的家庭生活，這時，他已經四十六歲。

沈政男指出，根據臨床經驗，失能失智平均照顧的時間爲十年，頭五年從輕度到中度，後五年則是重度到臨終，「照顧的家屬不崩潰不算正常。」他感嘆地說。

像楊瓏元這樣的狀況，並非特例，台灣有七十五萬五千個家庭陷入長期照顧的困境，沒有人知道下一個會不會就是自己。其實，面對長期照顧議題，不應該被動的等著發生，而應該主動提前因應，在人生不同階段，三十、四十及五十歲三個世代，都有應該做、必須做的準備工作，只有預先做好心理、財務等準備，才不至於臨到之際，「驚慌失措」、「困頓無助」，這才是最重要的。

專家分別針對三十、四十、五十歲世代，提供了以下的心理準備與具體建議：

三十歲世代：預先做好保險規畫及對老化的認知

三十歲世代，剛好是投入職場約五至六年，可能已經晉升公司小主管與準備結婚的階段，一般而言，此一族群的父母親大約才五、六十歲，剛好進入「準退休期」。亞洲大學健康產業管理系助理教授張淑卿表示，人的身體狀況在二十五歲時到達顛峰，並開始逐漸走下坡。為了能夠延緩老化時間，她認為要趁著年輕，就應該強化對「老化」的認知。

首先，要先培養對老年人身體退化能力的警覺性，在日常生活中觀察父母身體狀況是否已經開始退化，例如，體力是否大不如前，常常坐著看電視就睡著；是否常忘東忘西，整日悶不吭聲。應適時多予關懷，鼓勵父母走出家庭，培養正當的休閒生活，多參加老友聚會，甚至參與社會活動（如志工、社區活動、廟會等宗教活動）等，避免假日多待在家看電視，少了人際關係的互動與刺激，如此才能延緩老化的速度。

另一方面，因為此一階段的族群已具備經濟能力，不妨幫父母或自己規畫長期照顧保險，一般而言，年紀越輕，長照險的保費越便宜，現在三十歲，二十年期繳滿期之後也才只有五十歲。至於父母親，則檢視一下保單，特定傷病的保障是否足夠，如果不足，建議可加購殘扶險或長期照顧保單，以備不時之需。

以台灣平均壽命為七九．八四歲計算，離三十歲的年紀還有兩倍半之多，一般人可能認爲距離「老年」還早，根本無須顧慮，然而，根據衛福部統計，十五歲以上身心障礙失能率均超過兩成，身心障礙者使用到長期看護的可能性不比老人低，及早準備，才能無後顧之憂。

四十歲世代：安排長輩老年住處

對於四十歲世代來說，除了三十歲世代必須注意的事外，此一世代最重要的課題，就是父母與自己的「房事」問題。因爲四十多歲族群多屬於「上有高堂、下有兒女」的「三明治族群」，經濟較爲穩定，同時會面臨與父母共同居住或自行購屋的不同選擇。

不少人會想換大房子，甚至是透天厝，享受三代同堂的天倫之樂。然而張淑卿引用日本經驗指出，這個年紀其實不應換大坪數房子，若有換屋需求，反而應該考慮退休或老化的需求預作準備。

住商不動產企研室主任徐佳馨表示，由於台灣有許多從南部離鄉背井來台北打拚的外鄉人，雖然在北部事業有成，但父母都仍住在鄉下，限於父母年事已高，常常會陷入兩難局面，她建議幾大考量方向：

一、跟父母商量，是否願意北上同住，如果願意，爲避免生活上的摩擦及保留彼此的居住空間，可以考量與兄弟姊妹及父母居住在同一棟樓或社區，一方面保有自我空間，另一方面可以互相照料，若是父母身體有恙，也能就近照顧。

二、由於父母的年紀漸大，因疾病或老化的情況越來越嚴重，未來可能有輪椅或行動輔具的需求，如果是公寓型住宅，建議買在一樓，方便出入，也可以讓父母與鄰居互串門子，增加良好人際關係。住宅周邊緊鄰市場、公園、醫院，交通便利、生活機能佳是最好不過了，讓父母親感覺與住在鄉下的生活並無太大改變，並能享受較好的醫療照護。

三、坪數不宜太大，家具不要過於複雜，應保持好的動線，因爲長輩年紀大，體力逐漸衰退，最怕跌倒。尤其遇到年度大掃除，更爲累人，如果父母親兩人居住，只需三十坪左右的空間，容易清潔與打掃。平常時各自開伙，假日時可以相約共同餐敘，享受三代同堂的樂趣。

值得一提的是，四十歲族群的子女大約是國中小、青少年的階段，平時就應灌輸子女應對祖父母提供關懷與照顧的觀念，並身體力行示範給子女看，例如，讓孩子學習幫祖父母量血壓，叮嚀醫囑按時吃藥，甚至大一點的孩子，也能協助帶長者去醫院看病等，讓孩子有參與感，將來也能共同分擔照顧之責。

五十歲世代：為退休做好各項準備

五十歲世代，父母大多已年邁，自己也將邁入「空巢期」，「老化」問題無可迴避，也必須主動積極因應。此一世代應注意的三大課題爲：

第一、學習斷捨離，調整自己過簡約生活。現年八十歲的吳伯伯，因爲電視購物盛行，他閒來無事就喜歡看電視買東西，家中兩間儲藏室裝著滿滿的物品，因爲年紀大健忘，他常常忘記還有一大箱衛生紙放在儲藏室的一角，趁著促銷價又買了一箱。許媽媽用了二十年的陶鍋，蓋子都摔破了還捨不得丟，院子裡瓶瓶罐罐、陳舊的鍋碗瓢盆、報紙佔據一大角落，這些都是每個家庭或多或少會發生的場景。

斷捨離是斷絕不需要的東西，捨棄多餘的廢物及脫離對物品的執著，人往往會陷入「需要的不多，想要的太多」，要改變父母，先從自己力行簡約生活開始，少逛賣場、少買東西，盡量減少物慾的需求。

可以趁著幫長輩大掃除的機會，一邊進行「懷舊」（回憶）治療，強化老年人的認知功能，減少父母失智的機率。另一方面，理性溝通說服父母將無用的物品丟棄，評估後覺得眞的是「非必要」的物品，可先暫時擱在一旁，等待適當時間丟棄，切忌當著他們的面處理，以避免不必要的衝突。

一旦生活簡單，吃的、用的不需要這麼多時，自然清心寡慾，快樂長壽。

第二、仔細思考自己希望過怎樣的退休生活？包括休閒生活、財務及健康上的充分準備，並多了解更年期、老年癡呆症等老年疾病。在美國，估計有五百四十萬的人被確診爲老人痴呆症，這個數字著人口老化還在迅速增長。多鼓勵父母親接觸人群，多跟家人聊天，或是參考國外做法，運用算數與閱讀，讓老年人「動動腦」、活化腦細胞，均能有效延緩失能失智的發生。

第三、預先安排「身後事」與「安寧照護」。傳統中國家庭都忌諱談論死亡，認爲子女提此問題就是不孝，但這非但不能避免，更要主動及早討論，以預做準備。包括了遺產分配、身後事的處理、要不要採取插管急救等，能夠事先溝通交代，就能減少後輩的慌亂與紛爭。如果子女不方便談，也可以委託專業人士代爲溝通說明。如果長者眞的很避諱談，就不要勉強，暫停溝通，可透過戲劇或新聞事件有關子女爭產、長年臥病插管的案例加以引導。

隨著高齡社會的來臨，老年人照顧老年人的「老老照顧」問題，將成爲重要議題，坊間常發生老人本身多病，又要長年照顧父母或配偶，在身心俱疲下，狠心殺害被照顧者，造成照護殺人的人倫悲劇。這都是照護的對象跟自己都逐漸衰老，看不到人生的出口，生活陷入貧困，或自己體力不支等，照護者撐不下去，才會淪爲照護殺人。事實上，若能及早尋求社會資源協助，或可有效防範類似不幸事件的發生。

別寵壞長者，自力支援是王道

除了以上必須特別注意的三大項課題外，台灣有許多「假性需求被照顧者」，也就是被照顧者還未達失智失能的階段，能夠透過復健或自力支援的方式重新站起來，才能減輕照顧者的負擔。

原本在貿易公司擔任會計工作的李小姐，因爲母親膝關節開刀，又有長年糖尿病，傷口必須好好護理，不得不留職停薪在家照顧，然因爲母親依賴性重又怕痛，生活起居都需要別人打理，復健效果也不佳，造成照顧上的困難。

台灣居家服務策略聯盟理事長涂心寧表示，像李小姐類似的案例非常多，主要是家人認為：長者不能動、不想動就算了，不該勉強他們。也有些是子女寵父母，不忍心看他們受苦，就不勉強他們進行復健。事實上，以膝關節鏡手術而言，必須利用行動輔具進行半年至一年的持續復健，才能重新站起、自由行走。若因為怕痛而不動，恐怕永遠都站不起來了。

因此，不管是照顧者或被照顧者都要有正確思維，要透過自力支援，運用各種輔具協助照顧者靠自己的力量站起來。

所以她認為，在面對「長期照顧」這個議題時，一定要謹記「自力支援」的態度；她舉一個很好的案例，現年八十二歲輕度中風的黃爺爺，因為下半身無力，一開始是坐輪椅去日間照顧中心，經過評估之後，協會認為他能透過一連串團體活動而自立，另搭配復健及算數、寫字等認知性活動，可以復原。果然，不到半年的時間，黃爺爺就能擺脫輪椅，自行站立與行動。

一般而言，中老年長者身上或多或少都有慢性病，但涂心寧提醒，不要把自己當病人，與慢性病和平共處，仍然可以過著正常、愉快的生活。但最重要的還是，要積極預防，延緩自己失智失能的時間，避免落入需要被長期照顧的可能性，若人人都能在自三十歲開始就提前認知老化、預防老化，並採取因應措施，不僅讓自己的老年生活過得有品質，也不會成爲家人的負擔。

附 錄

全台長期照顧管理中心總表

單位名稱	地址	聯絡電話
基隆		
總站	基隆市安樂區安樂路2段164號前棟1樓	（02）24340234
台北市		
台北市長期照顧管理中心	台北市中山區玉門街1號	（02）25975202
東區服務站	台北市南港區同德路87號9樓	（02）55582988
西區服務站	台北市中正區中華路2段33號A棟5樓	（02）23753323
南區服務站	台北市大安區仁愛路4段10號5樓	（02）27049114
北區服務站	台北市北投區中和街2號3樓	（02）28974796
中區服務站	台北市大同區鄭州路145號6樓	（02）25527945
新北市		
板橋分站	新北市板橋區中正路10號2樓	（02）29683331
雙和分站	新北市中和區南山路4巷3號2樓	（02）22464570
三重分站	新北市三重區新北大道1段1號2樓	（02）29843246
新店分站	新北市新店區北新路1段88巷11號4樓	（02）29117079
三峽分站	新北市三峽區光明路71號3樓	（02）26742858
淡水分站	新北市淡水區中山路158號3樓	（02）26297761
新莊分站	新北市新莊區中華路1段2號2樓	（02）29949087
桃園市		
衛生局	桃園市桃園區縣府路55號1樓	（03）3321328
南區分站	桃園市中壢區溪洲街298號4樓	（03）4613990
復興分站	桃園市復興區澤仁村中正路25號	（03）3821265#503
新竹地區		
新竹市長期照顧管理中心	新竹市中央路241號10樓	（03）5355191
新竹縣長期照顧管理中心	新竹縣竹北市光明六路10號	（03）5518101 #5210-5221

單位名稱	地址	聯絡電話
苗栗		
苗栗總站	苗栗市府前路1號5樓	（037）559316
頭份分站	苗栗縣頭份鎮頭份里顯會路72號3樓	（037）684074
台中		
豐原站	台中市豐原區中興路136號4F	（04）2515-2888
中西區站（中西區衛生所）	台中市西區民權路105號2樓	（04）2228-5260
南投		
南投縣長期照顧管理中心	南投縣南投市復興路6號	（049）2209595
仁愛據點	南投縣仁愛鄉大同村五福巷17號	（049）2803419
信義據點	南投縣信義鄉玉山路45號	（049）2792965
水里據點	南投縣水里鄉博愛路205號	（049）2770079
國姓據點	南投縣國姓鄉民族街41號	（049）2722743
彰化		
彰化縣長期照顧管理中心	彰化市旭光路166號	（04）7278503
南彰化分站	彰化縣埔心鄉員鹿路2段340號 2 樓	（04）8285729
雲林		
雲林縣長期照顧管理中心	雲林縣斗六市府文路22號	（05）5352880
嘉義		
嘉義市長期照顧服務管理中心	嘉義市德明路1號1樓	（05）2336889
嘉義縣長期照顧管理中心	嘉義縣太保市祥和二路東段1號	（05）3620900
台南		
台南市照顧服務管理中心（另有社區照顧關懷379個據點）	台南市安平區中華西路2段315號6樓	（06）2931232
新營區家庭福利服務中心	台南市新營區府西路36號3樓	（06）6323884、6321994
北門區家庭福利服務中心	台南市佳里區中山路458號2樓	（06）7235727、7235263
善化區家庭福利服務中心	台南市善化區中山路353號	（06）5812251、5812252
新豐區家庭福利服務中心	台南市歸仁區中山路2段2號3樓	（06）3387851、3387852
安康區家庭福利服務中心	台南市永康區中山南路655號3樓	（06）2320710、2320720
玉井區家庭福利服務中心	台南市玉井區中正路7號2樓	（06）5744616、5744617

單位名稱	地址	聯絡電話
高雄、屏東		
高雄長期照顧管理中心中正站	高雄市苓雅區凱旋二路132號	（07）7134000#1811-1829
高雄仁武站	高雄市仁武區文南街1號2樓	（07）3732935
高雄大寮站	高雄市大寮區進學路129巷2-1號	（07）7821292
高雄岡山站	高雄市岡山區公園路50號3樓	（07）6224718
高雄美濃站	高雄市美濃區美中路246號	（07）6822810
高雄永安站	高雄市永安區永安路28-1號3樓	（07）691-0923
屏東總站	屏東縣屏東市自由路272號	（08）7351010
屏東分站	屏東縣屏東市華正路95號	（08）7372500
高樹分站	屏東縣高樹鄉長榮村南昌路12-2號	（08）7960222
潮州分站	屏東縣崁頂鄉崁頂村興農路29-9號	（08）8632102
枋寮分站	屏東縣枋寮鄉保生村海邊路6號	（08）8781101
恆春區分站	屏東縣恆春鎮文化路7８號	（08）8892199
（屏東另有三地門鄉、滿州鄉、牡丹鄉、瑪家鄉、霧台鄉、泰武鄉、琉球鄉、獅子鄉等長期照顧服務據點）		
宜蘭、花蓮、台東		
宜蘭總站	宜蘭縣宜蘭市聖後街141號	（03）9359990
宜蘭溪南分站	宜蘭縣羅東鎮民生路 79 號 2 樓	（03）9569990
花蓮總站	花蓮縣花蓮市文苑路12號3樓	（03）8226889
花蓮南區分站	花蓮縣玉里鎮中正路152號	（03）8980220
秀林偏遠長照據點	花蓮縣秀林鄉秀林村90號	（03）8612319
豐濱偏遠長照據點	花蓮縣豐濱鄉豐濱村光豐路41號	（03）8791385＃217
卓溪偏遠長照據點	花蓮縣卓溪鄉卓清村卓樂17號	（03）8885638
瑞穗偏遠長照據點	花蓮縣瑞穗鄉民生街75號	（03）8870338
台東縣長期照顧管理中心	台東市博愛路336號5樓	（089）331171
澎湖、金門、連江		
澎湖服務站	澎湖縣馬公市中正路115號1樓	（06）9267242
金門服務站	金門縣金湖鎮中正路1-1號2樓	（082）334228
連江縣長期照顧管理中心	馬祖南竿鄉復興村216-1號	（0836）22095#211

關於長期照顧，三十、四十、五十歲最該關心的九件事

作者	商業周刊
商周集團榮譽發行人	金惟純
商周集團執行長	王文靜
視覺顧問	陳栩椿
商業周刊出版部	
總編輯	余幸娟
責任編輯	羅惠馨、陳瑤蓉
文字整理	胡湘湘
封面設計	黃聖文
內頁設計、排版	豐禾設計
校對	渣渣
出版發行	城邦文化事業股份有限公司-商業周刊
地址	104台北市中山區民生東路二段141號4樓
傳真服務	（02）2503-6989
劃撥帳號	50003033
戶名	英屬蓋曼群島商家庭傳媒股份有限公司城邦分公司
網站	www.businessweekly.com.tw
製版印刷	中原造像股份有限公司
總經銷	高見文化行銷股份有限公司　電話：0800-055365
初版一刷	2016年（民105年）3月
定價	320元
ISBN	978-986-92835-2-6（平裝）

國家圖書館出版品預行編目資料

關於長期照顧，三十、四十、五十歲最該關心的九件事 / 商業周刊. -- 初版. -- 臺北市 : 城邦商業周刊, 民105.03
面；　公分

ISBN 978-986-92835-2-6（平裝）

1. 長期照護 2.老人養護

419.71　　105002756

藍學堂

學習・奇趣・輕鬆讀